女人暖养就是养命

一本预防女人早衰、提升颜值的精致养生书

刘喜会　著

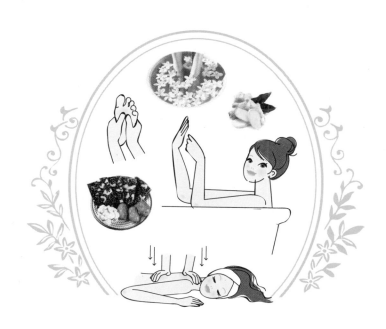

吉林科学技术出版社

女人要美丽，暖养是秘密

由于现在生活习惯和环境的改变，导致很多女孩年纪轻轻就有了黄褐斑、游泳圈、熊猫眼、老寒腿……有的还有严重的便秘、痛经、失眠等症状。你是不是也受到了这些问题的困扰呢？这些看起来不是什么大毛病，可是却预示着你的身体出现了问题，而这一切病症的罪魁祸首仅仅是一个字——"寒"。

那么寒性体质有哪些表现呢？

一般寒性体质的人外在的表现多是虚胖、面色白、动作迟缓、平时畏寒喜暖、经常手足冰凉、大便不成形、小便频繁等。

体寒是百病之源，而由于女性特殊的生理结构和社会分工，导致比男性更容易受到"体寒"的青睐。人的身体想要正常工作必须在正常的体温下才行，所以自古以来，中医的治疗和调养首先遵循的主旨就是"暖"。对于相对更怕冷的女性来说，驱寒是获得健康的方法，"暖"是女人健康美丽的基础和前提。

《黄帝内经》中说，"阳气者，若天与日，失其所则折寿而不彰。"人体之所以能维持正常的体温是因为有"阳气"。阳气的有无，关系到人的生死；阳气的盛衰，关系到疾病的进退与吉凶。它就像人体的太阳，决定人身体是温暖还是寒凉。可见保护阳气也是保暖的目的。

对于女人来说，"暖"就是阳气充足，不怕冷；血液畅通，不瘀滞；生命力旺盛，不早衰。只有身体暖起来，疾病才会远离。

怎样才能暖起来呢？

本书针对女性的特殊体质和生理特征，科学地解释了体寒的原因、对健康的影响，并从生活习惯、穿衣打扮、食补、药物调理等多个方面，提出了一系列行之有效的"保暖"方案。

一切寒证的来源都离不开生活中的细枝末节，所以最基本的还是要从生活习惯开始改变。管不住自己嘴的女孩要多多克制，少食寒凉食物；千万不要大冬天的要风度不要温度；转筋了别害怕，腿部保暖是关键；喝水不是越多越好，会喝水才会吸收好；便秘了可千万不能随便吃泻火药……

这些都是本书要告诉你的生活中需要注意的习惯。此外本书还给出了一些常见穴位按摩的方法、调理的汤药制剂和养生粥的做法等。很多都是药食同源的材料，生活中比较容易买到。读者可以根据自己身体出现的症状来适当应用。

但是值得注意的是，中医讲究辨证施治、一人一方，由于体质不同，调养的方法也应随之调整，如果读者有与书中相似的病症，应该仔细辨证，并去医院咨询相关医生，切不可擅自开方用药。对于重大疾病，建议及时接受专业治疗，以免延误病情。

本书的每一篇文章开篇都通过女性常见的困扰提出疑问或给出关键点，简单易懂，增加了读者阅读的趣味性。

在这里专门提出女性的"暖养"是希望广大的女性让"驱寒"成为一种健康的生活方式，时刻"暖养"自己。做个暖美人，你的气色才会好，拥有健康的身材和"面若桃花"的容颜便不是难题了。

目录　Contents

第三章　穿　注重穿衣打扮，
要风度更要温度

第四章　补　食物分阴阳，
吃对才健康

第五章 调 **是药三分毒，用药需合理**

第六章 暖 **女人暖起来，青春长起来**

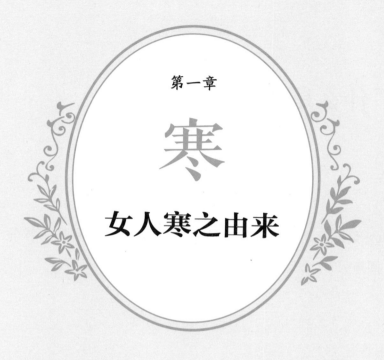

第一章

寒

女人寒之由来

　　都说35岁是女人的一道坎儿，可是现在人们的生活方式让很多年纪轻轻的女性变得气血亏虚，这就方便了寒邪的入侵，导致很多女孩成了寒性体质。想必受到"痛经"困扰的女孩子不会少，可是你清楚自己到底是怎么变成寒性体质的吗？

1. 什么是寒性体质

Q: 最近总是容易水肿，还时常手脚冰凉，这到底是怎么回事呢？

几乎所有的中医对患者都会提到：注意不要受寒、不要吃冷的食物，即使必须用寒凉之药也会配上几味温性的药来中和一下。这是什么道理呢？其实中医注重这些都是为了保护人的阳气。

《聊斋志异》中，妖魔鬼怪会靠吸收人的阳气来修炼，而失去阳气的人就会奄奄一息。虽然是故事，但也可以看出阳气确实是个好东西。中医认为阳气是一个人有没有生机的关键，所以避免受寒对人的身体来说非常重要。《黄帝内经》中说，"阳气者，若天与日，失其所则折寿而不彰。"这句话的意思是，阳气的有无，关系到人的生死；阳气的盛衰，关系到疾病的进退与吉凶。如果把阳气比作天空中的太阳，那么就像太阳可以决定人间是温暖如春、欣欣向荣，还是如冬日寒风凛冽、百花凋零一样，阳气决定人身体是温暖还是寒凉。

早在《黄帝内经》成书的时代，中医里便有了体质这个概念，如《灵枢·论痛》中"筋骨之强弱，肌肉之坚脆，皮肤之厚薄，腠理之疏密，各不同……肠胃之厚薄坚脆亦不等……"从这些记载中可以看出，人与人之间脏腑经络各有不同，而这些与个人的禀赋有关，不同个体之间是存在差异性的。后来体质学说有了更进一步的发展，以至妇人多郁，胖人多痰，瘦人多火，已经成为一种先入为主的观念，尽管这样的分类有些武断，但用于临床上也能凸显出一定的优势。

体质之寒是由于先天的禀赋与后天的调养来共同决定的。

正如《灵枢》里面提到"人之生也，有刚有柔，有弱有强，有短有长，有阴有阳"，这句话中的"阴阳"便道出了人的体质有阳性体质与阴性即寒性体质之分。而人体质的先天禀赋是来源于父母的，父母之精血是阳施而阴受，若是父亲精气清冷，母亲血气不足，自然生下来的后代禀赋弱而偏寒，更加差一些的则没法受孕，父亲的精气清冷到没法种子，母亲的血气弱到没法安胎，便不能产生后代。

寒性体质的产生虽然主要来源于先天，但并不是一成不变的。若先天体寒的人，可以后天多加调养，通过药物、食物，起居饮食的改变来改变体质的"寒"。那么相对应的,若是先天身体不差,但是后天不加重视,也会把一副好牌给打糟,硬生生地把自己的体质弄成寒性体质。比如长期的贪凉,过度的饮冷,伤了脾阳之气,而脾胃是后天之本,慢慢地由脾到肺再到肾,消磨肾中的阳气,就生生把身体搞坏了。

另外,寒性体质的产生也跟不适当的药物使用有关系,最显然的就是抗生素的大量不合理使用。例如临床上十一二岁的孩子,咳嗽发热,这本来是非常小的毛病,但是家长着急,恨不得几个小时就退热,某些医生一味迎合家长的这种心态,加抗生素甚至加激素来退热,虽然很快起效,但却把大量的水液停滞在了体内,激素的使用只是临时调动肾阳,把孩子的先天之气随随便便挥霍掉,以致长大以后哮喘的、过敏的屡见不鲜,这些转变为慢性疾病以后,迁延日久,从而耗伤人体的阳气,也会导致"寒性体质"的加重。

寒性体质之人,自然脏腑的阳气较弱。"阳化气,阴成形",阳气主要指功能,脏腑阳气虚弱,功能就会低下;"心主血脉""中焦受气取汁,变化而赤,是谓血",若心阳不足,则血液运行不利,中焦脾胃运化出来的精华不能受气变赤,不能化为血液,则会出现血虚、贫血、面目苍白、月经不调、闭经等症状。中焦脾胃是后天之本,若脾阳虚,则水谷运化难以为继,后天之本虚弱,则五脏均虚弱。肾阳虚则全身失于温煦,人体内的气化失常,往往导致寒湿内盛的状态。

如何判断自己是不是寒性体质呢?

一般寒性体质的人外在的表现多是虚胖、面色白、动作迟缓、平时畏寒喜暖、经常手足冰凉、大便经常不成形、小便频繁等。对于女性而言，如果平时气色很差、小腹经常疼痛，喜暖、有冰凉的感觉，痛经、白带多并且稀还有一股腥味，经期时常退后、量少、颜色偏暗，舌头边缘有齿痕、舌苔发白等，如果这些症状有十之八九的话，那么你是寒性体质的可能性就非常大了。

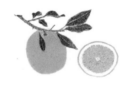

2. 寒性体质的危害

Q: 女朋友每次生理期的那几天都难受得要死，我只能默默给她递一杯红糖水……有什么办法可以减轻痛经呢？

"痛经"困扰着现代的很多女性，可是很多人不知道究竟自己做错了哪一点，以致招来了这个众人避之不及的"瘟神"。其实，"痛经"都是体寒惹的祸。

"天之大宝，只此一丸红日，人之大宝，只此一息真阳。"这是明代著名医家张景岳对于阳气的一条著名的论断。因为"阳来则生，阳去则死"，大凡错服药物、不规律饮食、作息规律不正常均可耗散阳气，而耗散了阳气再去恢复就是个比较难的过程了，所以张景岳又有"难得而易失者，唯此阳气，既失而难复者，亦唯此阳气"的说法。阳气与生命力息息相关，而寒性体质无疑是埋藏在身体内的定时炸弹。

人类本身是温血动物，自身的血液循环使得机体维持在一个适当的温度，保证内环境的稳定，但是对于寒性体质的人来说，寒冷的体质加上寒冷的环境会进一步影响机体的气血运行。有研究表明，在外环境的温度低于15摄氏度的时候，人体表皮组织的血管，特别是毛细血管会收缩，位于人体四肢末端的微循环会呈现"秃树枝"的状态，血液流速减慢，机体功能减退，表现出周身皮肤冰凉、手脚冰凉之象。这也正为"寒则气血凝泣"提供了佐证，也是很多寒性体质的女性的一个生动写照。

对于女性来说，寒性体质带来的最大困扰就是痛经。很多女性朋友经常在经前或经期，有下腹冷痛，甚至疼痛剧烈时会晕厥，伴有冷汗淋漓、恶心呕吐的症状。网络上经常有搞笑的段子，调侃在女友痛经发作的时候除了"多喝热水"就不知道说啥了的呆萌男生。段子虽然搞笑，但是也道出一部分的事实，那就是喝热水确实对缓解痛经有一定的帮助。

"多喝热水"都被"女朋友们"列入了最不想听的话之一，为什么对缓解痛经会有帮助呢？其实大多数的痛经属于虚寒，寒气偷偷藏在了胞宫之中，在每月月经到来的时候，人体自然的新陈代谢就会引动寒邪，使得经络气血凝滞，经遂紧张收缩，引起剧痛。现代医学通过分析盆腔血流图的变化发现，当寒邪凝滞冲脉、任脉时，患者盆腔的血流受阻，明显引起盆腔血灌注量的减少，进一步说明上文提到的"寒则气血凝泣"的现象，从而引发女性冲、任阻滞，阻滞即是不通，中医里面有"痛则不通，通则不痛"的说法，寒凝气血，久而久之便会产生血块，再进一步加重冲、任的阻滞与血脉的淤阻，这是一个恶性循环，妇科疾病也就慢慢产生并加重了。

除了众所周知的痛经外，寒性体质还会有哪些危害呢？

长时间的寒性体质导致的循环障碍，会引发机体抵抗力下降。由于得不到血液的温暖，导致内脏功能低下，这就为微生物的侵入与繁殖产生了条件，而微生物的入侵引发的炎症，如果一味使用抗生素去片面杀菌消毒，会进一步消磨本身就不多的阳气，使得寒性体质更加严重。这也是在临床上很多患有久治不愈的霉菌性阴道炎、附件炎的原因，这些患者经常手足冰凉、白带或稀或稠，而且伴有一股浓重的腥味，小腹经常隐隐作痛，月经伴随暗红色的血块。所以只顾蛮横杀菌也许只能解燃眉之急，但并不能从根本上解决问题。中医治疗的整体观念是改变体内的内环境，使得致病的微生物失去适宜生长的条件，来治愈疾病。在这里，就是要通过温阳的方法调动起受到阻碍的气血，气血周流恢复正常，那么致病的微生物也就"不消灭而消失了"。如果气血津液运行失常，久而久之，停滞体内，会形成痰饮、瘀血，进一步导致"寒毒"并与这些痰饮、瘀血相互胶着，积年累月，在不知不觉中最终会引发肿瘤，这是从现代肿瘤发病的机制出发，结合传统中医理论得出的结论。以这个结论来治疗寒性体质这棵树上结出的肿瘤恶果，是非常有效果的。

　　所以，寒性体质之人更容易发生阳气虚损，阴寒内盛的病症，而阳气就是一个人本身的正气，阳气虚衰，更容易感受邪气，而邪气的祛除比较难，从而影响疾病的痊愈，这是寒性体质的特点决定的。《灵枢·论痛》中强调"同时而伤，其身多热者易已，多寒者难已"。说明寒性体质之人得病，由于机体正气不足，比较难以恢复，而阳热体质的人病情则较轻容易好转。因此阳气确实如张景岳所讲，如天上的一轮红日，不仅影响机体的卫外能力，而且决定着疾病的预后转归。

3. 气血亏虚，让寒证更加偏爱女性

Q: 为什么我每次只要"大姨妈"一来，感冒也接踵而至？

很多女性都有这样的困扰，"大姨妈"和感冒好似一对亲兄妹，让人头疼，去看医生，西医的说法是经期激素水平的变化，导致抵抗力下降所致。中医的说法则是经期失血，导致气随血失而不足，卫气卫外不固，外界的风寒乘虚而入导致感冒。

中医的说法看起来晦涩难懂，其实中医里面的"气"是一个非常重要的概念。人体不停地与外界进行着气体的交换，吸入氧气，呼出二氧化碳，这是一种气。另外人体有肾中的元气，有脾胃的中气，有胸中的宗气，有温煦于体表肌肤腠理之间的卫气。中医谚语中还有"有胃气则生，无胃气则死"的说法，可见中医所讲的气，概括起来有两个含义：一是指构成人体和维持人体生命活动的精微物质，如水谷之气、呼吸之气等；二是指脏腑组织的生理功能，如脏腑之气、经络之气等。它既是一种物质，也是一种功能，"气"的存在能激发和促进各脏腑功能，而且还有防御和营养机体的作用。而气的卫外功能体现在卫气的盛衰上。

《黄帝内经·灵枢·营卫生会篇》中有这样一段经文："人受气于谷，谷入于胃，以传于肺，五脏六腑，皆以受气，其清者为营，浊者为卫，营在脉中，卫在脉外，营周不休，五十而复大会……"这段经文指出，卫气是从人体吃的一日三餐水谷精微中变化而来，而水谷精微的运化需要脾胃的正常工作，"脾主运化"。若是脾气不足，脾胃运化的功能减弱，那么卫气就是无源之水，无本之木了。而卫气的这个"卫"字，讲的就是具有卫外、防卫风寒湿邪气侵袭人体的意思。所以很多气虚的女性，不仅脏腑功能减弱，有一些呼吸气短、倦怠懒言、不思饮食的症状，而且由于卫外功能的降低，容易感染风寒，天气稍微有些波动，就感冒发热。可见本篇开始提到的症状就是由于女性气虚造成的。

气具有温煦、推动的作用，那么血就有濡养、滋补的作用。五脏不仅需要气的推动，同样也需要血的滋养，就如《黄帝内经》里所说："肝受血而能视，足受血而能步，掌受血而能握，指受血而能摄。"

血虚就是人体血液不足，营养功能减退的一种状态，它在临床上可以表现为：起床或起立过快时，容易出现头晕目眩的感觉，手足麻木，冬季皮肤干燥瘙痒，指甲颜色发淡，指甲容易脆裂，面色淡白或萎黄，气色不好，月经不调，经量过少，甚至有发生闭经的可能。

冬天，令很多女性苦恼的手足冰凉，显然就是血虚的结果，由于血液不足，不足以濡养远离心脏的四肢，四肢得不到血液的温养，自然就发凉，久而久之，发生冻疮。

值得提出的是，气是属于阳性的物质，血是属于阴性的物质，气虚经常伴有阳虚；血虚亦经常伴有阴虚；"气为血之帅，血为气之母"，可见气能生血，血能生气，气虚的同时也有血虚的兼症，血虚也常常伴随着气虚的症状。所以临床上气血不分家，常统称为气血虚弱。

女性本身比男性容易冷，而气血虚弱的女性就更容易受到寒证的困扰。补好气血，便可让女性远离寒证。

那么女性的气血虚该从哪里着手改善呢？

首先一点应该从脾胃来入手。从上面的分析也可以看出，人体具有卫外功能的卫气来源于中焦脾胃，血亦是由中焦脾胃运化水谷精微变化而成，所以脾胃为"后天之本"。人从生下来的那一刻起，均属于后天，从婴儿到老年的一生，人体的能量均要依赖脾胃的运化从食物中获取。所以如果你是寒性体质，在饮食中尽量不要吃冷食，多选择易消化、暖胃的食物，如桂圆、核桃、大枣、枸杞之

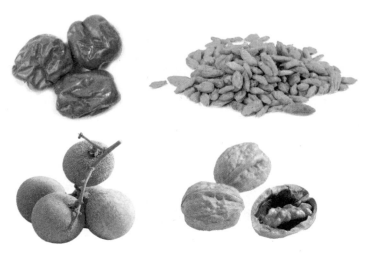

❖ 桂圆、核桃、大枣、枸杞这些都是具有暖胃作用的食物。

类。对于生冷的各类冷饮，冰镇的食物则是当忌则忌的。

其次在生活中要特别注意下半身的保暖。所谓"寒从脚下起"，在春夏之交的季节不要过早暴露双腿，尽量少穿短裙。"动能升阳"，适当的运动，比如慢跑、散步可以加快血液的循环，亦能使轻微的风寒随汗而解。

对于需要中药调理的女性，在选择中药的治疗上，很多气血亏虚的女性常被推荐"当归补血汤"，可是对于很多人来说这并不是很好的选择。当归补血汤虽然是补气补血的上佳方子，但是在临床上试一试就会发现，现代很多女性是没法吃的，因为黄芪、当归吃了反而会上火：有些人吃了会长眼屎，有些人吃了会口干舌燥、嘴

里长泡。所以同样是补血，可以摒弃当归，用点儿鸡血藤、旱莲草
之类的平性中药。

另外，很多女性觉得，既然我是气血虚，是不是可以喝点补气
的四君子汤和补血的四物汤呢？如果气血双补的话确实有四君子与
四物汤合起来的八珍汤、十全大补汤、人参养荣汤之类，不过同为
气血虚，毕竟每个人的体质不同，虚的程度也不一样，所以，建议
不要贸然服药。如果只是凭着自己对中药的一点了解，跑到药店开
一瓶八珍益母丸，看似省事，可是别忘了是药三分毒，还是应该先
看医生，让医生根据实际情况开出适合的方剂。

中药调理方

八珍汤

功能主治：气血两虚。面色苍白或萎黄，头晕目眩，
四肢倦怠，气短懒言，心悸怔忡，饮食减少，舌淡苔薄
白，脉细弱或虚大无力。

主要成分：人参、白术、白茯苓、当归、川芎、白芍
药、熟地黄、甘草。

十全大补汤

功能主治：气血不足，虚劳咳嗽，疮疡不敛，崩漏不
止等。

　　主要成分：人参、茯苓、白术、甘草、川芎、当归、白芍、地黄、黄芪、肉桂。

人参养荣汤

　　功能主治：脾肺气虚，荣血不足，惊悸健忘，寝汗发热，食少无味，身倦肌瘦，色枯气短，毛发脱落，小便赤涩。

　　主要成分：白芍药、当归、陈皮、黄蓍、桂心、人参、白术、甘草、熟地黄、五味子、茯苓、远志。

人参

4. 身体寒气重，湿气更容易找上你

Q: 中暑了是不是可以随便喝藿香正气水呢？薏仁米赤小豆汤可以作为食疗常服用吗？

每年七八月间，门诊看得最多的便是"中暑"。有人很疑惑，现在空调已经如此普及了，难道还有人中暑？这里讲的中暑不是大家普通意义上认为的中暑，而是"中阴暑"，恰恰是因为受寒，招引了湿气，寒邪与湿气狼狈为奸的结果。

举个典型的案例，有个女孩子，19岁，在三伏天，被妈妈带进门诊。她看上去一脸倦容，双眼无神，自诉浑身乏力，头蒙蒙的，重重的，就像戴了一个不透气的头盔，胃里面闷，有点隐隐作痛，肚子胀，不想喝水，已经一天没有吃饭了，吃下去便吐出来。因为是女生，必须要问月经带下的情况，果然带下很多，颜色发白，清稀如水，绵绵不绝。看她的舌像，舌体胖大，上面有一层厚厚的白腻苔。看到这里，心里便已经辩证出八九不离十了。

"最近，吃冷饮吃得很厉害吧？"我问道。果然，正值暑假，患者几乎每天与冷饮和空调为伴，结果就落下了这么一个"寒湿困脾"的症状。那么怎么治呢？当时开的药方就是一个很简单的藿香正气水。

藿香正气水原来是散剂，出自宋代的《太平惠民和剂局方》中，至今也已经沿用了上千年。因为现今家中、商场、工作环境中冷气总是开得足足的，中"阳暑"的反而少了，因为受寒，中"阴暑"的反而多了起来。加上七八月份是长夏时节，长夏是介于夏季与秋季的一个过渡时段，湿气最重，受寒与湿气夹杂，"寒湿困脾"的病症高发，以致民间误认为藿香正气水就是治疗中暑的。

一看有人中暑了，就喝藿香正气水，那是要出问题的。若是有人烈日下中了"阳暑"，浑身发热，体温升高，口渴尿黄的，分明一副体内热血沸腾，一团热气无从发越的势头，再误用藿香正气水那就是火上浇油，会出人命的。因为藿香正气水的成分有苍术、陈皮、厚朴、半夏、藿香之类，均是性味辛温的中药，温以化寒，辛以利湿，所以藿香正气水的适应症是外有寒邪、内有湿气的症状，对于寒湿困脾的病机是再贴切不过了。

那么七八月的长夏过后，是不是就可以缓口气了呢？当然不是。长夏季节不过是湿气旺盛而已，难道一年中剩下的日子里就没有湿邪了吗？只要人生活在地球上，自然界中的致病因素"六淫"就无

中药调理方

藿香正气水

功能主治： 解表化湿，理气和中。

主要成分： 苍术、陈皮、厚朴、白芷、茯苓、大腹皮、生半夏、甘草浸膏、广藿香油、紫苏叶油。

处不在，湿邪也是一样。由于寒伤阳气，湿为阴邪，阳气具有温熙、运化的作用，伤阳使得水液失于温熙，导致水湿停滞产生湿邪。

那么怎么样判断是不是寒湿呢？关键看舌像。中医四诊里面的舌诊就是一项非常重要的判读过程。有些水平高的中医前辈经验丰富，仅仅通过舌诊就能直接看出病机。对着镜子，伸出你的舌头，仔细观察一下就能发现你身体里的好多秘密。

舌诊主要看舌头与舌头上的苔。伸出舌头看看是不是边上有齿痕，是不是舌体胖大，舌头的颜色怎么样，是正常的红色、淡红还是深红？如果出现舌体胖，有齿痕，那就是体内阳虚，有寒湿的标志。舌上有齿痕，说明舌体是胖大的，因为受到了牙齿的限制，才会在舌边上显现出深深的齿痕印。

那么是什么原因导致的舌体胖大呢？是水湿壅滞！由于人体的气血津液无时不刻地周流全身，气血充足是正常现象，不会导致舌体胖大，唯有水液停滞才会。所以舌体胖大是水湿壅滞的标志；舌头的颜色淡红，给人感觉嫩嫩滑滑的，是阳虚的标志。更有甚者，舌体不仅胖大，舌面上还有裂痕，裂痕很粗，看上去很瘆人，这也是由于体内水液停滞导致的舌体胖大发胀，各处胀得不均匀，就出现了裂纹。这些裂纹是舌体胖大进一层次的发展，说明体内的水液停滞已经非常严重了。

舌苔的产生，现代医学的解释是上皮细胞的脱落与食物残渣混合的结果，但是中医理论认为舌苔的产生是由于脾胃之气上熏于舌面而生，是脾胃功能的外候。五脏六腑的病变皆会影响到脾胃，反映在舌苔上。所以查看舌苔就能知道气血津液的盛衰，病邪的深浅。一般说来，正常的健康人应该有一层薄白苔，把这个作为判断的基准线，太过与不及均是病态。

有些人舌面上光光的没有苔，这就是阴伤的表现了，提示你体内阴的物质不足，多半有阴虚火旺的表现，可以多吃些鸭肉，滋阴的药物与食物。阴伤更进一层，舌面上光滑如镜，就是俗称的"镜面舌"，很多癌症病人，放化疗阶段常常会出现，预后多主不良，有正气大伤的态势。

若舌面上厚厚的一层白腻水滑的苔，那就是寒湿了。因为凡有湿，苔必润，甚则腻腻的，如奶酪样，或滑滑的如嫩豆腐一样，这是寒湿的进一步发展。若是寒湿久久不化，便会化热，此时寒化热，与湿纠结就变成湿热，舌苔也就转化为黄苔、黄腻苔了。这个时候治疗起来就不简单了，因为湿性黏腻，与热互结，狼狈为奸，一味地化湿就碍热,一味地清热就碍湿。所以古人有"湿热互结,如油入面,难以两分"的断语,治疗起来可没有一种方药,一个方法来通治,要如量体裁衣一般随证化裁。清朝四大名医中与叶天士先生齐名的薛雪就写过《湿热条辨》专讲湿热的各种不同治疗方法,可见湿病治疗之细。

薏仁米赤小豆煮水喝是利湿、祛除湿气的好办法。

薏仁米与赤小豆均具有利湿作用,在中药里面属于淡渗利湿的药物,但也不是包治湿气的万灵丹。中医临床上祛湿有不同的方

食物调理方

薏仁米赤小豆汤

作用:利湿、祛除湿气。

主要成分:薏仁米、赤小豆。

做法:

① 薏米、赤小豆洗净泡 2 小时;

② 把材料放进电饭锅煮开;

③ 煮开后继续煲 2 小时;

④ 加入糖煮 2 分钟。

⑤ 焖 10 分钟即可。

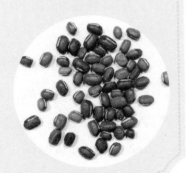

法，有芳香化湿法，比如上面提到的藿香正气水；有苦温燥湿法，比如平胃散与二陈汤；有苦寒燥湿法，比如二妙丸；有祛风除湿法，比如羌活胜湿汤等。不同的湿证对应不同的方药，不加辨证地一谈起祛湿就用薏仁米赤小豆是非常不可取的。

比如有些女生是因为脾气不足，运化的能量不够，寒邪伤了阳气导致水湿停滞，这时候吃多少薏仁米赤小豆都无效，而且会更伤脾气。正确的做法是先健脾，脾气健旺起来，湿气自然无处藏身，有些是寒邪伤阳的，那么就补阳、温阳化湿，而不祛湿而湿气自除。

那么薏仁米赤小豆作为食疗可以常服吗？这个也要分开来说。薏仁米微寒，现代医学证实有抗癌的作用，药性平淡，煮粥之类也是可以的。不过赤小豆就差一点了，《本草备要》记载"赤小豆久服令人黑瘦"。因为赤小豆这种淡渗利湿的药物，利湿的同时也渗透人体的津液，所以久服会把人体的津液都渗透出去了，导致人黑瘦。

中药调理方

平胃散

功能主治：燥湿健脾，消胀散满。

主要成分：苍术、厚朴、陈皮、甘草。

二妙丸

功能主治：燥湿清热。用于湿热下注，白带，阴囊湿痒。

主要成分：苍术、黄柏。

羌活胜湿汤

功能主治：风湿在表之痹证。肩背痛不可回顾，头痛身重，或腰脊疼痛，难以转侧，苔白，脉浮。

主要成分：羌活、独活、藁本、防风、甘草、蔓荆子、川芎。

5. 不要因为夏日炎炎，
就可对冷饮肆无忌惮

Q: 超级爱吃冰激凌，冬天的时候不敢多吃，那夏天天气炎热，是不是就可以毫无顾忌地想吃多少就吃多少了？

这个问题的答案当然是否定的。夏日炎炎，为了避免中暑，很多人都很注意防暑降温。为了快速降温，更是恣食冷饮瓜果，结果往往在夏日出现最多的不是中暑而是风、寒、湿导致的疾病，比如空调病、恶寒发热的风寒阴暑症、恣食冷饮导致的肠胃型感冒，还有很多女性因为受凉导致的宫寒、痛经、月经血块增多等等。而临床数据统计也表明，在夏季风寒湿邪引发的疾病占大多数。

古人有"冬不欲极温，夏不欲穷凉"之说，正如清代名医雷丰的《时病论》中所说："然暑热逼人者，畏而可避，可避则犯之者少；阴寒袭人者，快而莫知，莫知则犯之者多。"说的即是夏季炎热，人人都注意了防暑降温的一面，中暑减少，但是却忽视了因为流汗导致腠理大开，从而给了阴寒邪气可乘之机，导致犯风寒病的反而很多。

风邪"善行而数变"，伤人最快，具有变化迅速且多变的特点；寒邪则伤人的阳气，直接消减人的元气；湿邪最难缠，具有潮湿、黏滞、易反复的特点。在盛夏，人们为了纳凉消暑，或吹过堂风，或电风扇直吹，或空调冷气调得过低，或天热过食冷饮瓜果，或睡卧湿地。这些不健康的生活起居方式，就是夏日易得风寒疾病的肇始。

《景岳全书》中的"动而得之者为阳暑"，指的就是我们通俗意义上的中暑；而相对应的"静而得之者为阴暑"，说的就是夏日人们为了纳凉过于避热贪凉而导致的风寒症。"阴暑"表现为身热、头痛、恶寒、胸闷、恶心、肌肉关节酸痛等。抛开字面上的"暑"字，其实"阴暑"就是风寒症，即民间俗称的受凉，只不过在印象当中受凉似乎不应该在夏季这么一个炎热的时间段里发生。但这种观念是错误的，外界致病的"六淫"（风、寒、暑、湿、燥、火）是来源于人本身所处的一个环境，夏季炎热是大环境，但现实却是即使外面是暑热炎炎的天气，对生活在都市中的大部分人而言，一天中大部分时间都生活在人工制造的有空调、冷气的小环境中，因而对于为什么在炎热的夏季却有很多人感染风寒就不难理解了。

由于女性的体质本来就对寒凉比较敏感，加上特有的生理周期，因此风寒之邪对女性伤害尤大。夏季，不少女性为了凉快都会穿短衣短裙，甚至是露背、露脐装，以这种衣着长时间待在空调环境中，大量的寒邪慢慢侵入体内，会导致月经失调和痛经的久治不愈。更有甚者，有些女性大汗淋漓的时候会迫不及待地冲入空调房间，涉水淋雨后不及时擦干，穿着短裙在冷气环境中不小心保暖自己的关节，睡眠时当风而睡，这些都很容易导致风寒之邪侵入关节肌肉当中，引发关节疼痛，屈伸不利，肌肉酸痛等症状。对于有些抵抗力比较低的女性或者孕妇或刚分娩后的女性来说，还会导致面瘫，即颜面神经麻痹、口眼㖞斜的症状，这些症状不仅影响"面子"，更加影响"里子"，急性的还比较好治，一旦转为慢性，则风寒与体内的湿痰黏着，治疗起来就颇为棘手了。

炎热的夏季，一般出汗较多，消耗大，再加上天气炎热导致没有食欲，很多女性都以瓜果代正餐，而大多数的瓜果属于寒凉之品，《黄帝内经》有"五谷为养，五果为助"的说法，可见瓜果只能"助"而不能"主"，若是本末倒置，脾胃自然受伤，随之而来的便是湿邪慢慢丛生了。中医里面湿邪最是缠绵，有如油入面的说法，对于女性来说，除去脾胃受湿邪共有的恶心、呕吐、腹痛、腹泻的症状外，带下之症由于湿邪会变得越来越严重。中医妇科有本经典便是清代傅山的《傅青主女科》。在《女科》中有句著名的论断：带下俱是湿证。也就是说白带过多、异常，均是湿邪导致的，而脾主湿，过食生冷的瓜果导致伤脾，伤脾产生湿邪，湿邪中人，带下异常便是结果。而很多女性不仅带下异常，还伴有腰酸疼有下坠感的兼证，严重的会有"腰重如带五千钱"的强烈重坠感，这些都是湿邪太过旺盛的标志，这些湿邪均是由于平素体质差又内食生冷饮食，使得湿邪难以运化的结果。

那么，在炎炎夏日中，面对湿邪之症，应该怎样防患于未然呢？

首先，我们要改变我们所处的小环境，例如在工作场所，改变桌椅的角度朝向，避免空调风直接吹向人体；在卧室睡眠中，室内的空调温度不能调得太低，以24摄氏度左右为佳，睡眠时善加保护背部、脚部、关节处；改变不正常的习惯，比如大汗淋漓就冲凉水澡、猛喝凉水等。以上这些做法都可以避免风寒邪气有可乘之机。另外，不要贪图生冷瓜果，夏日因为温度高影响体内消化道酶的正常分泌，导致食欲减退，这个时候的饮食就宜清淡卫生并且富于营养，适当进食一些健脾利湿、药食同源的食物，比如绿豆、扁豆、薏仁米、山药、鸡头米等。适当煮一些

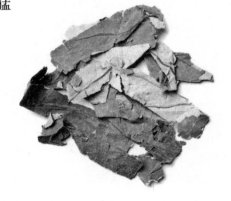

❖ 荷叶味苦辛微湿、性凉，归心、肝、脾经；清香升散；具有消暑利湿，健脾升阳，散瘀止血的功效。

绿豆粥、山药芡实粥，加一张荷叶，升发脾胃的清气，既能消暑又能保胃气，增进食欲。

食物调理方

山药芡实粥

作用：补虚养身、延缓衰老、减轻失眠、气血双补。

主要成分：粳米（50克）、芡实米（50克）、山药（50克）、植物油（10克）、盐（2克）。

做法：

❶ 将山药、芡实米、粳米入锅，加水煮粥；

❷ 油、盐调味稍煮即成。

6. 寒性体质第一方

Q: 以前没有注意保养，已经是寒性体质了，有什么好办法改善吗？

前面说了寒性体质的由来和它的存在对身体健康带来的隐患，那么随之而来的一个问题就是：如果我现在已经是寒性体质了，该怎么办呢？

俗话说"冰冻三尺非一日之寒"，体质的形成与先天的禀赋和后天的调养有关，改变体质不是一朝一夕的事情，除了要摆脱以前错误的生活方式外，食疗也是一个既能驱寒又能长期食用逐渐改善体质的好方法。而对付寒性体质的第一方便是传承两千多年的当归生姜羊肉汤。

当归生姜羊肉汤是东汉张仲景所创制，记载于中医四大经典的《金匮要略》，也是传统中医中食疗第一方，开创了食疗祛病的方法。原方是这样记载的："寒疝腹中痛，及胁痛里急者，当归生姜羊肉汤主之"，"产后腹中痛，当归生姜羊肉汤主之；并治腹中寒疝，虚劳不足"。这里的"寒疝"指的就是

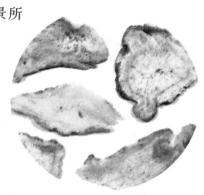

❖ 当归具有补血、活血、调经止痛、润燥滑肠的功效。

腹痛，由于外在的风冷邪气留存于腹中造成剧烈的腹痛。《金匮要略》原文还指出了寒疝"若发则自汗出，手足厥冷"。大家看是不是很熟悉，很像现在我们女性朋友经常遭罪的痛经。原文后面还说，此方不仅治疗"寒疝"，而且还治疗"虚劳不足"，此话一出，我们就可以放心，这个方子简直太好了，不仅能驱寒，而且还能补虚，治疗虚劳不足，是一个驱邪与补养双管齐下的好方子。

当归生姜羊肉汤这个方子很简单，就 3 味药：当归、生姜、羊肉。这 3 味药都是药食同源的材料，既可以当作食物又可以当作药物。当归是治疗妇科疾病中必备的一味药，有活血、养血、补血的作用；生姜散寒止痛，与当归配伍可以随当归入血分，发挥散寒的作用；羊肉则是男女老少皆宜的食物，是血肉有情之品，性温味厚，具有补益作用。三药合作，具有补而不腻、温而不躁

的特点，与身体亏虚，内有寒邪的病机相对应。正暗合《黄帝内经·素问》中的"形不足者，温之以气，精不足者，补之以味"的记载。三药合用，专门治疗寒性腹痛，对于女性由于气血虚弱、阳虚失温，内有久寒的痛经、月经不调、手足冰凉、贫血等均有显著效果。由于它更是一道风味独特的药膳，特别适合体质虚寒的女性日常食用，对于改善体质有很大的帮助。

　　它的制作方法也很简单，将羊肉洗干净，除去血块凝结，加入生姜与当归即可，煨好后吃肉喝汤，就是这么简单。需要注意的是，当归最好选用甘肃岷县的当归，这是道地药材，市面上有些当归用硫黄熏过，长期服用不利于人体的健康。《金匮要略》中原方的用量是羊肉500克，当归45克，生姜45克。有些人嫌当归味道太浓，适当少放一点也无所谓，只要口味合适就可以，因为这是一道药膳，最大的前提是有食欲，能吃得下，与平时治病苦口的中药汤剂是有区别的。

　　如果你是一位寒性体质的女性，受到气血虚寒问题

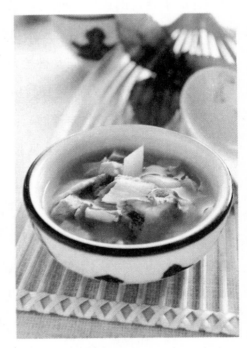

❖ 当归生姜羊肉汤

的困扰，那么不妨在寒冷的冬天，吃上一锅当归生姜羊肉汤，暖暖身体，补补气血，说不定有意外的惊喜。

小贴士

❶ 本方是医圣张仲景用于治疗虚寒腹痛之名方。张仲景提出，如寒多者，加重生姜的用量；痛多而呕者，加陈皮、白术可作本汤运用参考。

❷ 阴虚有热、温盛中满者不宜用本汤。

❸ 大多数人都可食用，尤其是年老体弱者。但发热、上火、咽喉疼痛的人忌用。

7. 养颜从心做起

Q: 总是口舌生疮，疼痛难耐，只知道是上火，每次就是吃一些下火药，但是效果并不太好，有什么好的方法预防和治疗呢?

中医学上对五脏有独到的见解，认为"心藏神，肺藏魄，肝藏魂，脾藏意，肾藏志"。而一颗健康蓬勃的心脏对女人来说或许比任何只做表面功夫的化妆品更加重要。

中医理论认为，心主血脉，其华在面，心气是否健康旺盛与面子息息相关。在 20 多岁的年纪，脸庞是红润可爱的，可是有些女性却面色苍白，没有血色。中医只需要简简单单的一个望诊便能判断出是心脏的问题。因为人体的血液系统通过血脉的运输，把营养物质输送到全身。面部是人体中血脉最为丰盛的部位，面部的色泽能够看出一个人气血的盛衰。

也有些 20 多岁的女性，面部不红润也不苍白，而是潮红、暗红，虽然是红，但也不是健康的红色，不是白里透出来的红，更像是打过激素的红富士。这些症状的出现往往和心脏有关系，当人体的血液循环不畅的时候，心气的有余与不足就通过"颜面"体现出来了。金元时期四大家之一的朱丹溪提出过"气有余便是火，气不足便是寒"的论断。若是心气有余，便是上火，多在颜面之上的印堂眉心处体现出来。

根据《黄帝内经》中面部不同部位与五脏的对应，眉心印堂处对应心，鼻子对应脾，左右脸颊分别对应肝肺，下巴对应下焦的肾，又因为心开窍于舌，所以如果溃疡长在舌头上，多认为是心火太大所导致的，同样的若是心火大，面部的印堂眉心等处也会"沸腾"，会长一些痘痘、疖子，不仅危害健康，而且给爱美的女士增添了烦恼。

从心火旺盛入手来治疗，伤寒论中的大黄黄连泻心汤就是泻心火的祖方。泻心就是倾泻心火的意思。方用大黄、黄连两味药，用开水浸泡 5 分钟，然后取汁，饮用。取大黄黄连的清凉之气，去倾泻心火。为什么不用煎煮的方法呢？因为煎煮以后味就厚了，直入中焦的脾胃与下焦的肝肾，而心属于上焦。

宋代著名的儿科医家钱乙，在其著作《小儿药证直诀》中提到的导赤散也是经常使用的泻心火的好方子。方用生地黄、竹叶、木通、甘草各等分。这里的甘草不是炙甘草而是生甘草，炙甘草可以补中益气，生甘草则可以泻火解毒。除了治疗心火出现的心烦不眠之外，还治疗小便淋漓涩痛。因为心与小肠相表里，心火旺盛还可以通过小肠表现出来，若是心移热于小肠就会出现小便黄赤，涩痛甚至尿血。这时就可以采用导赤散，把心火通过小便导出来。

因为五脏均有火，黄连则是专门泻心火的，所以治疗心火旺盛的药物多半以黄连为主，比如朱砂安神丸里面的朱砂与黄连、《伤

中药调理方

导赤散

功能主治：心经火热证。心胸烦热，口渴面赤，意欲饮冷，以及口舌生疮；或心热移于小肠，小便赤涩刺痛，舌红，脉数。

主要成分：生地黄、木通、生甘草梢、竹叶。

朱砂安神丸

功能主治：具有镇定、安神清热、养血之功效，常用于心火上炎，热伤阴血所致的心神不宁、烦乱怔忡、胸中烦闷、热入心血、失眠多梦、精神抑郁、神志恍惚等症。

主要成分：朱砂、黄连、炙甘草、生地黄、当归。

寒论》中的黄连阿胶鸡子黄汤中的黄连、《外台秘要》中的黄连解毒汤里的黄连与栀子。

哑巴吃黄连有苦说不出，黄连是非常苦的，而且有些阴虚体质又有心火的人泻心火的同时也要考虑到阴虚的体质，黄连苦燥，泻心火的同时也会由于苦燥而伤阴。因此对于阴虚有火的人平时可以选用莲子心泡水来泻心火。细看莲子心可见莲子心由下向上生长，至上又折而向下，按照中医中比类取象的原则可见莲子心具有导心火下降的意思。单用莲子心 5 克，一天之内沏茶频频应用，连着服用一周，可以清心、除烦。由于莲子心长在水中，具有微微苦而不燥的优点，对于阴虚火旺的人十分有效。

治疗心火旺盛可以通过中药或中成药调理，但是不管用什么药物调理，都应该避免食用辛辣食物。

若是心气不足，便是寒证。临床上更多的是心气心血俱不足的女性，多因为很多爱美的女性一味追求苗条的体型，节食减肥，长期下来，身体得不到饮食的滋养，体质多转向虚寒。而且，现今的居家与工作环境中空调冷气积攒的寒邪又会慢慢侵入人体。特别是到了炎炎夏日，一些体质虚寒的女性直接进食冰镇的瓜果，非常容易产生不适感。更有甚者，过量食用冰镇寒凉的食物瓜果，会出现呕吐、头晕、腹泻与全身恶寒，因为人体的内环境中肠胃的温度通常在 36 摄氏度，而从冰箱中拿出的瓜果食物却只有 3 ~ 8 摄氏度，如果直接吃下去，胃肠就会被强烈的低温刺激，导致生理功能失调，由胃及心，耗费了心气，降低了心血的温度。心主血脉，其华在面，自然而然地影响肌肤的健康美丽了。

所以，每一位女性都应该改变这种陋习，坚决对冰冷食物说"不"，即使想吃，也要保重自己的身体，不要急，拿出来放一会儿，散一散寒气再吃，尽量减缓对胃肠道的寒冷刺激。

8. 妇科寒湿灸三阴

Q: 女性经期提前和经期推后的病因一样吗？有什么好办法缓解这样的症状？

　　三阴交在小腿内踝尖上三寸，胫骨后缘的地方，是足太阴脾经、足少阴肾经、足厥阴肝经三条阴经交会的地方，好似一个交通枢纽，故称为三阴交。既然三阴交在脾经上面，而脾胃不分家，脾胃是相表里的，自然胃上面的疾病也能连带着治，比如消化不良、腹痛泄泻等。

　　三阴交与足三里又有不同，足三里是足阳明胃经的要穴，可说是后天之本中的后天之本，同样也能治疗脾胃病。那么，它与三阴交又该如何取舍呢？关键在于一个是在阳经，一个是在阴经。阳主上，阴主下。对于人体偏上的疾患，用足三里就比较好，下部属阴，所以用三阴交就比较合适。阳主外，阴主内，人体内部的疾患同样也是宜用三阴交的。三阴交不仅在脾经上，还在肾经与肝经上，对肝肾的问题，自然也能帮上忙。

妇科疾病与肝、脾、肾三脏关系密切。在中医里面有句话叫作"经络所过，治其所及"，意思是刺激相应的穴位就可以治疗这个穴位所在经脉循行所过部位的疾病。足厥阴肝经"过阴器"，足少阴肾经"肾上贯肝"，与肝经相络，又因为足厥阴肝经环络阴器，所以足少阴肾经亦结于阴器。脾胃为水谷之海，主润宗筋（阴器），为十二经之长。这三条阴经，相互贯穿，不仅直接作用于前阴，而且与任脉、督脉、冲脉等奇经八脉相互联络贯穿。任脉、督脉、冲脉这三条经脉均起源于胞宫（卵巢与子宫）。而妇科的很多疾病由冲、任失调，督脉、带脉这些病变所引起，所以从三阴交会的三阴

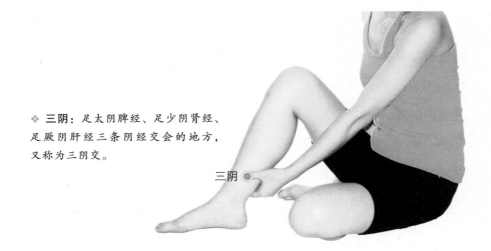

❖ 三阴：足太阴脾经、足少阴肾经、足厥阴肝经三条阴经交会的地方，又称为三阴交。

三阴 ●

交穴入手治疗妇科疾患就有执简驭繁的效果。

妇科有四大病，经、带、胞、产。带即带下，古代便有"十女九带"的说法。以前中医妇科就叫"带下医"。可见带下从古到今就是一个发病率很高的疾病。理论上带下分为五种，有白、赤、黑、青、黄五色之分。但是在临床上以白带居多。"夫带下俱是湿证"，不管什么颜色的带下，均是脾虚有湿，湿气下注导致。白带尤甚，或是体虚有寒，或是寒邪直中，或是惯食生冷，阳气受损，导致脾气受伤，气化失常，不能运化水湿。白带绵绵、畏寒、腹冷、腰酸下坠、手足冰凉的现象，均是寒象。这时就可以艾灸三阴交，一穴治三经，通过艾条补助火力，驱除寒邪，通过刺激足太阴脾经，健脾利湿，温阳化气，达到止带的目的。

女性的月经有先期、后期、先后不定期的不同表现。一般来说，"经水先期火热冲，超前多热色鲜红"，月经提前的一般属于热，或是实热或是虚热，这时三阴交可以采用针刺泻热的方法，艾灸就不适合了。但是对于月经拖后，"经水后期多虚寒，后期而多门不关"的症状来说，经常有月经延后，经水量大的症状，这在中医辨证中多属于有寒气，伴随血不归经的证型。这时可以采用艾灸法。对于经水的量大达到一定程度，那就是崩漏了。"突然大下谓之崩"，就像决堤的洪水一样，是山崩之势，这是很吓人的，甚至有崩冲太多，突然发生晕厥，不省人事的。西医学谓之"功能性子宫出血"，简称"宫血"。从中医学理上思辨，正是属于肝、脾两经的病变，肝藏血，脾统血，如今肝不藏血，血不归脏，脾统血的功能失常，血不归经，妄行于血管之外。通过调肝理脾来治疗，让这两脏恢复正常功能，三阴交就有补气摄血，养血调经的功能。一个穴位能健脾、养肝、滋肾，可见其功效不能小看。

对于困扰女性的痛经，三阴交也大有可为。痛经的原因多种多样，但是以寒凝气滞的痛经最为多见，女性以血为本，每次月经来潮的时候，胞宫由盈满到亏虚，气血的变化巨大，加上现今体质的因素，容易感受风寒之邪，"不通则痛"，导致冲任，胞宫气血运行不畅或阳气失于温熙而痛。这时艾灸三阴交就很合适。

艾叶含有挥发油，点燃之后，能发挥"通十二经，走三阴，理气血，逐寒湿，暖子宫"的功能，三阴交有补气血，疏肝通滞的特点，两者相得益彰，能够温通血脉，活血止痛。对于这种痛经，可以在经前七天开始艾灸，提前调理，这样在月经来潮时，可以利用经血排出的机会，把寒邪、积滞淤血等下泄于外，从而气血畅达，缓解疼痛。

总之，对于女性下三路的疾病，寒湿作祟的，艾灸三阴交均有对症的疗效。艾灸的方式如艾灸足三里的方法一样，悬灸，温和灸就可以了。

9. 提升阳气就是一种排毒

Q: 都说排毒可以养颜，可是怎样才能排毒呢？

曾几何时，排毒养颜的概念深入人心，可是有很多女性却被便秘困扰。宿便黏附在肠壁上导致吸收了很多毒素，再加上各种污染越来越严重：呼吸的、食入的、空气中的 PM2.5（细颗粒物）透过毛孔吸收的……对生活在城市的女性大有围剿之势，使得排毒养颜的思想越来越深入人心。但是您知道毒到底怎么排吗？

金元时期四大家之一的攻邪派的代表张子和先生就是中医里面的排毒大师。他的主张是"邪去则正安"。中医里面毒的概念很广，凡是导致人体阴阳不平衡的病理产物均是毒。那么人体通过哪些方式把这些毒给排出去呢？就是中医治病八法中的攻邪派的家法：

汗、下二法。汗指的是发汗，下指的就是利大小便。

我国医学早在《黄帝内经》与《难经》时期就提出过内病外治，采用开鬼门（汗孔）发汗排毒邪的方法来治疗。人体内脏任何部位有病都可以通过血脉经络反映到体表。例如风湿性关节炎，在应用祛风湿的药与活血止痛药物的同时，然后再应用一些辛温发汗的药物，通过发汗把体内陈旧的代谢废物和一些风寒湿邪通过血液循环从汗液中排出来，这时病邪就会减轻或消失。

人体内代谢废物经皮肤排出体外的大约有 180 种，其中包括细菌、病毒、尿毒素、糖分、盐分、尿酸、钾、钙、水、变性的脂肪球、坏死的细菌及变质的蛋白质和一些汗腺分泌物等等。而怎样才能调动起人体正常的发汗功能呢？那就是通过提高体温的方式来实现。运动使人发汗，人体的体温一般在 37 摄氏度左右，运动时人体的产热量可比安静时高出 10 ～ 15 倍，运动中体温升高的同时，由于中枢神经调节的作用，散热过程也加强了，这时血液循环加快，皮肤血管舒张，而人体分布着数百万的汗腺，通过汗腺的分泌来使得上升的体温下降，而此时汗腺分泌的汗液就杂含着人体的各种代谢废物，降低体温的同时也给身体做了一次“大扫除”。特别是运动中，不仅帮助血液循环，刺激淋巴系统，而且对于胃肠道的蠕动有一种加速作用，刺激蠕动对大便的易解出本身就是一种帮助。同时运动过后往往需要喝水，通过小便，更有利于“毒素”的排出。

　　人体最大的器官——皮肤通过排汗来排毒。但是体内病理产物的毒素主要是由肾脏和肝脏通过小便来完成。《黄帝内经》关于小便的排出有个精辟的论断："膀胱者，州都之官，津液藏焉，气化则能出矣。"意思是膀胱是储存尿液的地方，但是尿液的排出需要依赖"气化"。如果"气化"不利，那么就会发生小便不利，相应的毒素亦难以排出。

　　那么"气化"指的是什么？前面已经多次重复过一句《黄帝内经》上的名言："阳化气，阴成形"。若是阳气虚衰，则没有气化，脏腑的功能不足，无法推动人体的各项代谢活动。而中药中用于小便不利的药物均本着这一理论采用温热药来增强膀胱的"气化"功能。比如大家常用的

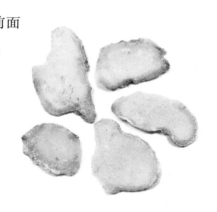

❖ 附子具有回阳救逆、补火助阳、散寒止痛的功效。

利尿中药五苓散中的桂枝，补肾通利小便的金匮肾气丸中的附子，用于水肿病、小便淋漓不断的真武汤中的附子与生姜，均是温热药，附子更是大辛大热的热药。由此可见，排毒依赖的小便需要温阳。

　　汉代王充的《论衡》中记载"若要不死，肠中无屎"的保健思想，这就是通腑排毒的理论渊源。而大便不畅就是整个机体排

毒管道不通畅的重要标志。而通下的方法有很多，不过有些使得大家走入了误区。很多打着排毒养颜旗号的养身药物都是些峻下通便的强力药物，比如大黄、芦荟、番泻叶等。现代医学已经证明，蒽醌类是大黄泻下的有效成分，长期使用会引起结肠平滑肌神经细胞损伤，使结肠运动功能紊乱，动力下降，继而引发更严重的便秘。也会对肠道的蠕动及分泌功能有所损伤，所以一停药便秘往往加重，继而形成依赖性。

大黄在中药上俗称"将军"，有斩关夺将的本领，对于便秘的治疗仅仅限于热秘，用药要符合"痞满燥实坚"的原则，对于现代很多本身寒性体质，脾胃虚弱的女性来说，用大黄之类的寒凉泻下的药物，会导致"虚虚之戒"，更伤脾胃与阳气。因此对于这种

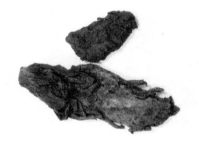

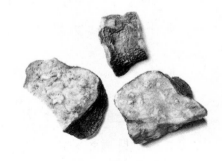

❖ 肉苁蓉具有补肾阳、益精血、润肠通便的作用。

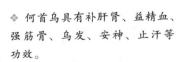

❖ 何首乌具有补肝肾、益精血、强筋骨、乌发、安神、止汗等功效。

"寒秘，虚秘"应该采用温补阳气的方法，用肉苁蓉、何首乌之类的温补兼施的药物来代替寒凉药。另外也应该从平时的饮食入手，少吃精细粮，多食用粗粮，其中精细粮不具备的一些维生素与矿物质，可以改善肠道环境，富含的纤维素又能帮助肠道蠕动，利于肠道的排空宿便。

"邪之所凑，其气必虚"，说明毒邪侵入人体，根本原因还在于人体的正气不足。所以，排毒养生不应该过于注重采取"排"的形式，而首先应立足于增强自身的正气，提高人体本身就具有的脏腑的排毒功能。所谓"养正积自除"，正气强盛，气血通泰，应该时时顾护阳气，不可妄用苦寒之剂，元气旺盛而毒邪自除。

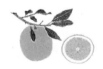

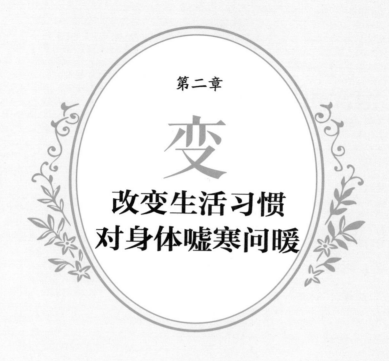

第二章

变

改变生活习惯
对身体嘘寒问暖

　　暖暖的女人更年轻，那就需要从最基本的
生活习惯来改变，让自己时刻远离寒证，身体
才会从头到脚暖起来。

1. 泡澡可以让身体温暖起来

K: 对于女性手脚冰凉的现象，通过中药调理当然可以改善，但是还有一个非常简便的方法能较快让身体暖起来，那就是"泡澡"。

对于女性到了冬季，手脚冰凉的现象有一个上佳的方法——泡澡，因为泡澡可以让身体温暖起来。

手脚冰冷，显然是血液循环差，体内的温度不能通过末梢循环到达四肢，泡澡的时候，在适宜的水温中，不仅可以加快血液循环，而且可以舒缓一天的疲劳与紧张，随着血液循环的加快，体温逐渐升高，伴随着出汗，可以通过毛孔排出代谢废物。中医治病攻邪的三法分别是汗、吐、下，其中的汗就是通过人体的发汗来排除寒邪和代谢废物的一个方法。可见与泡澡有异曲同工之妙。

泡澡也是有讲究的。

首先在浴缸中放水，水的温度大约在 38 摄氏度到 42 摄氏度之间，过高的温度不仅会增加烫伤的危险，而且温度过高会导致交感神经兴奋，就没法起到放松舒缓的作用。放满水后，不宜一下子就把身体沉浸进去，这样会给心脏带来很大的负担，应该循序渐进，慢慢由脚到腰，然后到胸，从下而上进行。随着身体的逐渐接受，接下来就是把身心沉浸其间，慢慢体会温暖的感觉。

在日本、韩国等地，他们的生活习俗中也有泡澡的传统。有人说日本的女孩子大冬天依然是短裙打扮，难道她们不怕冷吗？其实在她们的传统中由于有了泡汤的习惯，就起到了去寒邪的作用，因此无恙。这种泡汤文化的盛行，导致现在有许多泡澡剂可供选择，比如浴盐、日本汉方治剂等。在我们的日常泡澡中也可以加点"佐料"，那就是艾叶。

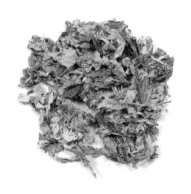

❖ 艾叶性温、味苦无毒、纯阳之性；生温、理气血、逐寒湿；温经、止血、安胎。治心腹冷痛、泄泻转筋、久痢、月经不调、崩漏、带下、胎动不安等。

艾叶在民间传统用法很多，比如端午节用来辟邪，焚烧用来祛瘴气等。其实在中药中艾叶是一味对温暖女性特别有帮助的药物，比如中成药暖宫丸、当归调经丸、乌金丸等。医圣张仲景的胶艾汤就是治疗胞宫内寒气导致月经不调，宫冷不孕的。那么我们在泡澡的时候，就可以利用艾叶能温暖子宫的特长，用新鲜艾叶50克，煮开，滤汁，然后倒入浴缸当中，身体浸入其中。艾叶不仅可以温暖子宫，而且有杀菌消炎的作用，俗话说"家有三年艾，郎中不用来"。我们可以利用艾叶杀菌的特点，对皮肤上的小疙瘩、毛囊炎、湿疹等起到治疗的作用。一面温阳，一面还能治疗皮肤疾患，可谓物尽其用。

在泡澡的过程中，因为血液循环加快，血液更多走向四肢，导致内脏的供血，头部的供血相应减少，所以，有时候会发生头晕的现象，这说明你泡澡的时间有点长了，其实最好不要超过30分钟。有些体质不好的女性由于不注意，会有呼吸困难、恶心、晕厥的现象，所以泡澡的时间应该适度把握，不能因为暖洋洋的十分舒服就贪恋不肯起来。

泡澡完毕后，身体会处于相当缺水的状态，这时候又是女性补水的好时机，不过要饮用温开水，不可以喝凉水，小口慢喝，以补充人体在泡澡过程中丢失的水分。坚持一段时间，会发现感觉身体变轻了，变得更加灵活了，手足冰冷的现象也会有好转。

中药调理方

暖宫丸

功能主治：理气补血，暖宫调经。用于子宫虚寒，月经量少、经期后错，经来腹痛，腰酸带下。

主要成分：生硫黄、禹余粮、赤石脂、附子、海螵蛸。

当归调经丸

功能主治：理气和血、调经止痛促孕，用于气郁血滞、月经不调、经来腹痛、崩漏白带。

主要成分：党参、白术、茯苓、甘草、熟地黄、当归、川芎、白芍、阿胶、杜仲、续断、桑寄生、菟丝子、香附、元胡、砂仁、陈皮、艾叶、肉桂、丹皮、黄芩、白薇、荆芥炭。

乌金丸

功能主治：理气解郁，调经止带。

主要成分：台乌、熟大黄、人参、莪术、三棱、赤药、黄芩、延胡索、丹皮、阿胶、蒲黄、香附、乌豆衣、生地、川芎、寄奴、蕲艾、白扁豆。

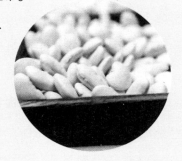

白扁豆

2. 保暖加休息是月经期间的必备讲究

Q: 女性在月经期间脾气暴躁，保暖和休息到底有多重要？

　　当每个月女性的"好朋友"到来的时候，身体与心理均会发生明显的改变。由于月经是受到内分泌影响的过程，因此在每个月子宫内膜脱落的过程中，会伴随着盆腔充血，子宫内膜脱落时女性的宫腔会不可避免地形成一些伤口，大脑皮层兴奋性降低，免疫功能开始下降，这个时候生殖器官内部的平衡被打破，病菌类的微生物更容易生长繁殖，所以月经期间若是不注意护理，平时的生活处理不当，往往容易引起急性或慢性疾病，甚至影响到女性的生育。而在经期的护理中，保暖与休息是重中之重。

　　女性以肝为先天，《黄帝内经》有"肝藏血""人卧血归于肝，肝受血而能视，足受血而能步，掌受血而能握"的说法，由于月经的失血，必定导致肝藏血的功能受到影响，出现肝血虚的症状。由于人的卧、看、足部的行走、手部的握力均需要血的濡养，若肝血不足，会导致有些女性出现嗜睡、眩晕、视力模糊、不耐久视、双腿痿软的症状，但是"有形之血不能速生"，此时应该注意多休息，不费神，让机体慢慢从失血中恢复过来。即使没有出现上述症状的女性，虽然可以正常工作和学习，但是仍然应该多休息。

因为在月经期间，女性的盆腔、生殖器官处于充血状态，如果仍然像往常一样，进行剧烈运动，会加速全身的血液循环，加重生殖器官的充血，可能会引起经血过多，同时还有碍于子宫内膜创面的修复愈合，也更容易感染上妇科疾病。另外，子宫的韧带在经期由于充血会变得比较松弛。韧带在中医学分类为筋，而"肝主筋""食气入胃，散精于肝，淫气于筋""肝者，其充在筋"，筋与肝息息相关，在经期中不注意休息，剧烈的运动或重体力劳动会使得固定子宫的组织韧带变得更加松弛，导致子宫下垂的发生。另外"劳倦伤脾"，使得脾气进一步受损，更加不利于月经后的恢复。

小贴士

月经期间如果进行剧烈运动会加重生殖器官的充血，引起经血过多，同时还有碍于子宫内膜创面的修复愈合，也更容易感染上妇科疾病。

对于可怜的男生而言，都知道自己的女朋友在那几天会出现情绪急躁、脾气古怪的特点，动不动就受到一顿爆击。由于内分泌的影响，大多数的女性都会出现情绪急躁、紧张的"经期综合征"，从而好发脾气。女性自己也知道，这是激素作祟的结果，但是如果不克制自己，经常发生拌嘴，会阻碍到下丘脑与卵巢的分泌功能，引起神经与内分泌的功能紊乱，产生经期延长、月经不调的症状。

由于肝血的丢失，使得肝气更加旺盛，这时候的肝气就不是正常的肝气，而是有余的产物，过犹不及。内经有肝为五脏之贼的说法，意思是说肝气有余以后会横犯脾胃，导致食欲不振，这就是为什么女朋友赌气发火以后什么都吃不下的原因；若是不横犯脾胃，而是上行至心肺大脑，就会头晕目眩，血压升高，非常不利于女性的身体。因此，在女性经期注意休息的同时，也应该注意情绪上的"休息"，保持精神愉快，避免不良刺激，顺利地度过每一个月经周期。

有些女性喜欢冷饮，喜欢用瓜果代替正餐来减肥，这些也是月经期间的大忌。"血得热则行，得寒则凝"，月经期间进食冷饮，进食瓜果，这些本身都是寒凉之物，而现代社会的环境、工作使得绝大多数的女性是寒性体质，在经期这个特殊的时间段，再进食冷物，无异于开门揖盗，使得体内积累寒气，寒邪凝滞，导致血行不畅。另外形寒饮冷则伤肺，寒冷容易引起卵巢功能的紊乱，使得盆腔的血管收缩，使月经量减少，血行不畅产生瘀血。寒邪加上瘀血引发痛经或加重痛经。

在月经期间应该保持充足的睡眠，舒畅的心情，小心规避风寒。在饮食上应该遵循平衡的膳食，由于血液的丢失，铁元素的减少，多摄取菠菜、大枣等富含铁的食物。适当多食用肉类、蛋类、豆类等高蛋白的食物，补充矿物质，平稳地等待"好朋友"的离开。

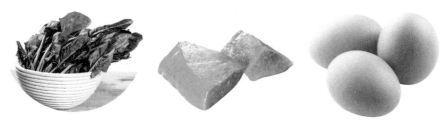

❖ 菠菜、肉类、蛋类富含丰富矿物质，适当多食用，有助于平稳地等待"好朋友"离开。

3. 你会洗头吗

Q: 头发总是长油，是不是用热水洗头会减轻头皮出油呢？

　　爱美的女性都希望拥有一头乌黑靓丽的头发，洗头就成为一件必修课。从筛选洗发水、护发素到做发膜，请专业理发师打理，女性对头发的重视似乎集中在护理的品牌与理发师的手艺上，对最基本的洗头方式不置一问，很多人可能会有疑问：难道洗头我还不会吗？

　　如今污染程度加重，有些地区，可能一年 365 天，天天都能见到雾霾，导致一些女性恨不得一天洗几次头。其实这是一个明显的错误。因为洗头也是对头发和头皮刺激的过程，每次洗头后头皮会自动分泌一层油脂来保护头皮，洗得越多，分泌的油脂也多，就给人造成一种怎么头发老是洗不干净的感觉。于是更加频繁地洗头。还有人误认为热水的温度高一点，祛油脂的能力会更强一点，导致洗头的水温过高。这两个不利因素会使得头发的损伤更厉害。

这到底是什么原因呢？因为头皮是全身老化最快，自由基含量最高的部位，老化速度是皮肤的6倍，而且，头皮很薄，是脚底皮肤的1/50，头皮细胞的新陈代谢周期仅为14～21天，每次洗头过后，头皮都会分泌一层油脂，这是一道头皮自我保护的天然屏障。如果洗头过于频繁，加上水温的不适度，这层天然的屏障被破坏，角质层的细胞就无法有效地锁住水分和抵御外界的刺激，从而加剧了头皮的干燥、瘙痒。这也是为什么洗头洗得越频繁，头皮屑越多的原因。

洗头时，水的温度是关键。过高的温度会破坏头皮分泌的油脂，加剧干燥。若是水温过冷，对身体的危害很大。我们的头皮是神经最为丰富的地区之一，冷水的刺激导致神经系统高度紧张，形成应激性反应——头痛。若是经常用冷水冲洗头部，对神经系统造成长时间的刺激，很容易转变为长期头痛。由于水温过低，头部丰富的毛细血管剧烈收缩，造成局部血压的升高，就形成了血管性头痛。

"头为诸阳之会"，可见头部是人体阳气聚集之处，头顶心的百会穴是百脉交会的地方，冷水洗头直接伤阳气。所以明代的《普济方》中就明确提出了头痛多发于"人质体气虚弱者，为风寒之气所侵，邪正相搏，伏留不散，发为偏正头疼"。所以洗头的次数不宜过频，次数过多将会"越洗越脏"。万勿凉水洗头，这样不仅头洗不干净，而且给身体留下祸根。

你知道洗完头发用吹风机吹干和直接晾干哪个更好吗？

洗好头以后最好选择让头发在空气中晾干。这里不推荐使用吹风机，因为刚洗好的头发，头发中的毛鳞片是张开的，若是直接用吹风机，会加剧毛鳞片的损伤，长久下去头发就容易干枯易断。所以最好的方法是洗头完毕用厚毛巾慢慢擦干，直到头发不会滴水，然后散开慢慢在空气中晾干，这样对发质的损伤最小。另外在晾发的过程中，切忌对风直吹，以免受到风邪入侵。

古代养生家十分注重"干梳头"，意指双手张开，用手指的指腹慢慢从前到后按摩头皮，让头皮放松，通过头皮按摩，可以疏通头皮下的脉络和穴位，可以增强头部的血液循环，促进毛囊的生长，升发阳气。坚持 2 ~ 3 个月就能感觉到头皮瘙痒的减轻，头皮屑减少，脱发减少，而且直接放松头部，如果有失眠的话，相应的症状也会改善，并且有头脑清醒、耳聪目明之感。爱美的女性不妨一试。

4. 养好脚，疾病少

Q: 明明一到冬天就手脚冰凉，为什么寒性体质的我还是会一吃火锅就上火呢？

脚处于人体的最远端，血液供应比其他的部位少，而且脚的表面脂肪比较薄，不容易保温。在寒冷的冬天，如果脚暖和了，身体一定会暖和，如果脚冰凉，身体也会比较冷，而且会导致疾病的发生。

中医经络理论认为，脚具有全息的特征，意即身体各部位在脚上都有相应的反射区，人体的某一部位发生病变时，其脚部相对应的反射区便会出现异常现象。全身的 12 条经络中有 6 条通向双足，如足厥阴肝经、足太阴脾经等，并且如纵横交错的公路一样，与不同的经络相互交会，因此通过刺激脚上的穴位就可以通过经络传感调节五脏六腑的功能，所以在中医临床治疗中又有"上病取下，百病取足"的方法可以说是"牵一脚而动全身"。通过养护脚这个人体"第二心脏"，就能做到无病防病、有病治疗的作用。

双脚的表面温度维持在 30 摄氏度时，人体的感觉是最舒服的，所以养脚的第一步就是保暖，特别是在气温较低的冬天，保暖就是重点。平时应该穿上保暖性好的厚袜子，晚上入睡前应该用热水来泡脚，泡脚的水温不宜过高，在 45 摄氏度到 55 摄氏度之间最为适宜。让双脚自踝关节以下都浸泡在温水中，双脚在水中慢慢地相互搓动，保持加水，维持水温的适度，泡 20 分钟为宜，而后用干毛巾擦干。每天坚持，通过热水的温煦作用，来促进足部的血液循环，加快新陈代谢，不仅可以在严寒的夜晚温暖身体，而且可以帮助入睡，让你拥有一个高质量的睡眠。

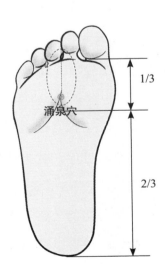

涌泉穴

1/3

2/3

❖ 涌泉穴位于足底第 2、3 跖趾缝纹头端与足跟连线的前 1/3 与后 2/3 交点上。

自己在家也可以帮自己做一做"足疗"。脚上最有名的穴位当数涌泉穴，找到涌泉穴也比较简单，它位于足底第2、3跖趾缝纹头端与足跟连线的前1/3与后2/3交点上。涌泉穴是足少阴肾经的原穴，肾有多重要大家都知道，无论男女，肾就是人体的原动力、发动机。通过按摩涌泉穴就可以补肾，能够宁心安神。按摩时先把手掌搓热，然后快速搓动涌泉100下，直到有热感为佳，通过刺激这个元气深藏的穴位，使得肾气得到补充。另外搓热涌泉，还有引火归元的作用。

有一些寒性体质的女性，却一吃火锅就会上火，长痘痘。难道寒性体质的人就这么怕火吗？其实这是一个误区。长痘痘的上火不是真的火，是虚火，我们采用搓热涌泉的方法就能把这个虚火给引导下来，所以起了个名字叫"引火归元"。在搓完涌泉以后大家不要忘了把脚上的五个脚趾来回搬弄一下：大拇趾是肝脾两经的通路，通过搬弄大拇趾就有疏肝健脾，增进食欲的作用；第四趾属于足少阳胆经，能防治一些三焦的病变，对治疗便秘也有帮助。小趾属于足太阳膀胱经，能够治疗背部的疾病，而且还可以发汗、驱寒、治疗感冒。

现在社区里面有很多非常热衷养生的老头、老太太，他们热衷的一个项目就是踩鹅卵石。这是个刺激足底穴位的方法，不过鹅卵石铺得高低不平，尖锐程度也有不同，这里不建议大家去踩，因为对脚部的刺激太大了。可以拿一个网球来代替，网球大小适中，弹性也可以，坐在椅子上，双脚踩在网球上来回滚动，也能起到按摩的效果。

最后特别对于女性来说，穿合适的鞋子对脚来说非常重要。高跟尖头的鞋子，坚硬、鞋身过紧，会导致脚部的血液循环严重不良，进而影响全身的健康。西方医学家也证实了长期穿高跟鞋的女性脚趾变形，腰椎颈椎出问题的发病率远高于不穿高跟鞋的女性。因此，最好选择轻便、柔软、穿着舒适的运动鞋或休闲鞋，让双脚的负担降到最低。

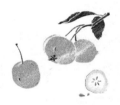

5. 一个高质量的睡眠有多重要

Q: 怎样才能有一个高质量的睡眠呢?

睡觉可不是简简单单地躺在床上，枕上枕头，闭上眼睛就 OK 的，要保证睡眠质量也需要为睡眠留心准备一二。

首先睡眠时躺在床上可不要想入非非，闭上眼睛，心中思绪万千，那不是睡眠，那是折磨自己，最后的结果只能是辗转反侧，满肚子怨气。所以要养成一个良好的生活习惯，就是上床以后，白天发生的纠结，生活的琐事，一定要丢到一边，要克制自己不去动这个念头，要知道，只有充足的高质量睡眠，才能发挥潜力，解决问题。中国的传统文化中，道家有"心斋"一说，佛门也有"静坐"的理论，这些方法都是让自己的思绪宁静下来的好方法。参照其中的道理，如果心中烦闷，思绪不得宁静，不妨采用下面的方法：首先让自己的身体慢慢放松下来，逐渐地放松，可以慢慢地从脚趾做起，心中默念"放松"，然后缓慢地到脚踝，到小腿的肌肉关节，到大腿……再逐渐往上到胸，到肩周，到头部。

现代人大多数都有身姿不对的问题，长时间的肌肉紧张，甚至都很难感受到肌肉放松的感觉，以致不会放松了，腰背疼痛屡见不鲜，而采用上面的方法，采取逐级放松的模式，不仅有助于睡眠，还能够放松身体的肌肉和关节，让这些部位得到真正的休息。如果上述的放松程序，一遍感觉不行，可以再来一遍，从头部，从眼皮做起，慢慢地心中默念"放松"，直至脚趾，慢慢地身体得到放松，心灵也会得到放松，自然入睡的契机就产生了。

另外睡眠的姿势也有讲究，民间俗语叫作：站如松，坐如钟，卧如弓，行如风。其中的卧如弓就是讲的睡眠姿势，讲究的是睡觉的姿势要像弓一样自然弯曲，这种睡法有益于人体放松肌肉，消除疲劳。一般推荐右卧法，这样的睡姿在佛教中有个著名的名字叫作：吉祥卧。大家可以去观察卧佛的佛像，就发现卧佛都是向右方卧侧的，在《长阿含经》中就记载了佛祖释迦牟尼右侧卧的姿势。

这是带有宗教传奇色彩的卧姿，那么现代医学的解释是什么呢？一般认为，通过右侧卧姿，可以使得胃中的食物不会发生反流，若是睡姿不正确，胃内的食物经常发生反流，打带有酸腐气味的嗝，就导致反流性食管炎的发生。而右侧的卧姿杜绝了上述的可能，使得食物通过幽门进入小肠，符合中医学中"阳明胃府以下行为顺"的说法。右侧卧姿还有一个显著的好处就是不会压迫心脏，减少心脏扩张与收缩的阻力。

另外枕头的高度应该以躺卧时头与躯干保持水平为宜，也就是躺卧时枕头的高度为一拳，侧卧时枕头的高度为一拳半为好，枕头也不应太短，方便睡眠时头部自由地转侧。枕头应该放置在头与肩膀之间的空当，使得颈椎的生理曲度与床面正好对应，符合生物工程学原理。在侧卧时不要把肩枕在枕头上，这样自然导致头部过度的弯曲，起床会发生落枕，长期下去，颈椎的生理曲度也会遭到破坏，气管受到压迫，引起打鼾和危险的夜间呼吸暂停，不利于睡眠质量的提高。

6. "老寒腿"为何盯上年轻人

Q: 我才 23 岁，可是最近为什么总是膝盖疼痛，尤其是天气不好的时候更难受，怎么有点像我爷爷的"老寒腿"呢？

"老寒腿"带一个"老"字，让许多人误认为这是老年人才会得的病，其实不然。"老寒腿"并不是老年人的专利。很多年轻人喜欢穿超短裙、短裤，而且近年流行一种很时尚的穿衣方法——露脚踝，很多男孩女孩都追赶着时尚之风，纷纷效仿。正因为这样的穿衣方法，导致大部分腿部皮肤暴露在空调冷气环境中，尤其一些"要风度不要温度"的爱美女性，虽美丽却"冻人"，容易让"老寒腿"钻空子。

中医治病，首重阴阳，所谓"阴阳，生杀之本始，变化之父母也"，这一身之阴阳即是一身之气血，若人气血足，自然是正气存内，邪不可干。但是，若要气血不足，自然诸病蜂拥而起。所以，清末著名中医学家、"火神派"的鼻祖郑钦安曾说："功夫全在阴阳上打算。"所以阴阳是本，气血是标，而变化则是营卫。

其中卫气有防卫的意思，它究竟防的是什么？防的是自然界中致病的"六淫"，即风、寒、暑、湿、燥、火。那么"老寒腿"便是风、寒、湿这六淫中的三者相互胶着导致的疾病。老寒腿是民间的俗称，中医学的命名叫作"痹症"。早在《汉书艺文志》中就记载，"痹，风湿之病"。《黄帝内经》中记载得更加详细，"所谓痹者，各以其时重感于风寒湿之气，不与风寒湿之气合，便不为痹"。可见，老寒腿就是风邪、湿邪、寒邪三者共同作用的结果。

现在的年轻人生活压力大，饱一顿，饿一顿，没有好的饮食习惯。饮食不规律往往导致脾胃不行。俗话说脾胃是后天之本，人体的气血津液均靠它来维持，你对待脾胃什么样，脾胃一定会对待你怎么样，不用谈不规律饮食导致的胃脘痛、泛酸、嗳气、慢性胃炎、食管反流等等，即便是脾胃弱，那么营卫之气亦弱。卫气是人体卫外的藩篱，屏障不行，风、寒、湿之气便长驱直入，深扎在经络、腠理、肌肉之间，量变引发质变，老寒腿便应运而生了，这与开门揖盗何异呢？

原因清楚了，其实预防的方法很简单：规律饮食，不败脾胃，少吃寒凉，随天气增减衣物。规律的饮食，顾护脾胃的生活方式便是"广积粮"——正气存内；随天气增减衣物便是"高筑墙"——

邪无可干。

若不慎已经有了老寒腿的症状怎么办？

临床上有一张效方，专治此症——《备急千金要方》中的"独活寄生汤"。《备急千金要方》为唐代"药王"孙思邈所撰写，这独活寄生汤便是其中之一。

细看其方，有补气的四君子汤，有补血的四物汤，又有牛膝、桑寄生、杜仲滋补肝肾，有防风、秦艽之类祛风，又有当归、川芎活血。俗话说攘外必先安内，要先培养正气，然后加上一点儿祛风的药，很容易地就把曾经无孔不入的风寒湿气驱除出去。此药药性平和，不霸道，如春雨润物悄无声息一般。因此在临床上使用频率高，效果显著，深受医者和患者的喜爱。

中药调理方

独活寄生汤

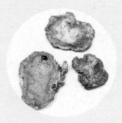

功能主治： 肝肾两亏、气血不足、风寒湿邪外侵、腰膝冷痛、酸重无力、屈伸不利、麻木偏枯、冷痹。

主要成分： 独活15克，桑寄生、杜仲、牛膝、细辛、秦艽、茯苓、肉桂、防风、川芎、人参、甘草、当归、芍药、地黄各10克。

7. "熊猫眼" 怎么办

Q: 夜生活越来越丰富，"熊猫眼"便悄悄爬上了习惯晚睡的人们的脸上。有什么好方法来"整治"一下它呢？

"一双瞳仁剪秋水""顾盼生姿"都是用来形容女性的眼睛美丽，她的喜怒哀乐俱在这眼波流转中显露无遗。可是理想很丰满，现实很骨感，很多白领丽人为了工作不得不熬夜，当清晨挣扎着从被窝中爬起，一番梳洗后却发现一对熊猫眼不知道什么时候悄然爬上了脸庞。没有办法只能顶着一对熊猫眼去挤公交、地铁。难道令人烦恼的熊猫眼就没有办法治吗？

黑眼圈形成的最主要原因就是睡眠不足。观察一下就可以知道，值夜班的人、熬夜的人，清晨时，不仅眼睛布满血丝，而且黑眼圈一定会随之而来。因为，只要熬夜，我们的眼眶就会出现严重的色素沉着，从而导致难看的熊猫眼出现。

在中医古籍中对黑眼圈就有详细的记载。清代的黄庭镜、邓学礼在《目经大成》中曾形象地记载本病："两目别弊，但上下外睑煤黑，有如淡墨渖于旧棉纸。望之若米家山水，烟雨空濛。"就是说眼睛没有别的问题，只有上下眼睑是黑色，就像宋朝的米芾的山水画一样，有如淡墨水滴在旧的棉纸上一般。而在西医上分析，黑眼圈的产生多由于睡眠不足导致的眼睑处于紧张收缩状态，高血流量导致眼睑皮下组织血管充盈进而出现瘀血黑影，从而导致血液循环不良，在眼部出现黑眼圈。因此从中西医的理论来分析黑眼圈产生的原因之一是因为血液循环不畅，局部有瘀血，从而导致色素沉着产生的现象。

除了睡眠的因素，饮食的因素也有一定的关系，因为血遇寒则凝，如果我们吃了寒凉的食物如冰镇的饮食，肌肉、神经就会痉挛，导致人体每时每刻产生的废物没法畅快地排出体外，于是发生沉积，出现黑眼圈。

既然知道了原因，就有了应对的方法。如果你的黑眼圈是晚睡造成的，那么就请一定要调整睡眠时间，不改变自己的作息，只寄希望于服用药物来消除那是奢望，是缘木求鱼。晚上 11 时是胆经的工作时间，肝胆相照，女性以养肝为第一要义，超过 11 时睡觉就会对自己的身体造成伤害。如果有失眠易醒之类的睡眠障碍，那就应该到医院咨询相关的医生，先去解决睡眠的障碍。

　　恢复了正常的作息时间之后，就要规避寒凉食物的入口，如果还是没有好转，可以用中医外治的方法去更进一步地解决这个色素沉着的问题，这里介绍两个比较实用的方法。

　　其一，可以用喝剩的茶包，睡前敷在眼部半个小时，保持适宜的温度，因为茶叶中有不少对人体有益的微量元素，能够起到促进新陈代谢的作用，适当温敷能加快血液循环，减少毛细血管的微循环障碍，自然也就减少了色素沉着的产生。

　　其二是宫廷方，用藁本、白芷、天门冬三味药研成粉末，用的时候可以用水调开搅匀，均匀地涂抹在眼眶四周有黑色素沉着的地方。对改善微循环，消除色素沉着极有帮助。这 3 种药物，均是

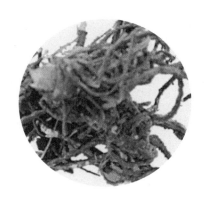

❖ **藁本**：祛风，散寒，除湿，止痛。

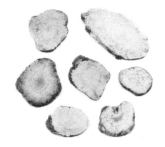

❖ **白芷**：祛风湿，活血排脓，生肌止痛。用于头痛、牙痛、鼻渊、肠风痔漏、赤白带下、痈疽疮疡、皮肤瘙痒。白芷还有美容功效，碾为极细末，掺入到一小瓶普通护肤品中，坚持使用，有一定的增白效果。

美白的药物，其中藁本早在《神农本草经》中就有"长肌肤，悦颜色"的作用，在《名医别录》中亦有"可作沐药面脂"；白芷极香，在后世本草中因为正品麝香难得，多由白芷代替麝香；其中天门冬一味，可能是所有中药中美白效果最好的，在药王孙思邈的《千金方》中十分推崇，《日华子本草》和《食疗本草》中均有益皮肤、悦颜色、润五脏的记载。

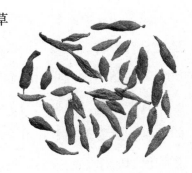

❖ 天门冬：味甘，大寒，主入肺肾，上清肺热而润燥，下滋肾阴而降火。

上面的这些方法都可以尝试，不过最重要的是有一个健康的生活习惯，保证充足的睡眠，适当的运动，这才是安身立命之本，不是任何一味药物可以代替的。

8. 女人肝好，脸色才会好

Q: 不知道什么原因，脸上开始莫名其妙地长斑，而且面色发黄，我还不到三十岁，可不想早早变成"黄脸婆"，这到底是怎么回事，有什么办法可以改善呢？

女人都希望自己可以一直漂亮下去，没人喜欢当黄脸婆。可是岁月这把杀猪刀在人身上留下的痕迹是非人力所能改变的。但是为什么有的女子直到五六十岁，依然保养得非常好，几乎看不出岁月的痕迹呢？原因就在于她们善于养肝。

中医上有句话说，男人以肾为先天，女子以肝为先天。说的就是男子治病养生多从肾着手，而女子不同，因为生理的差异，阴阳的不同，无论治疗疾病或者养生保健多从肝着手。

河南名医赵清理先生，一生擅长用逍遥散，一个逍遥散有五十多种变化，在临床上治疗妇女各类疾病均有得心应手之妙，而逍遥散是中医治疗肝部疾病的一个祖方。由此可见自古以来女性健康与肝脏的健康密不可分。如今，生活压力大，污染严重，寒邪、风尘、瘀血、外在的六淫邪气，不断地危害人的健康和精气神，这些东西都可以统称为毒素。这些毒素日积月累，首先在皮肤腠理中表现出来，是故《黄帝内经》有云："有诸内者必形诸外。"也就是说内在的毒素沉积，五脏的不平衡必将在外体现出来。其实有了"黄脸婆"这个外在症状并不可怕，可怕的是用一些昂贵的化妆品去掩饰，这只不过是买个心理安慰，就如昔日宋人的掩耳盗铃。

一提起《红楼梦》中的林妹妹，大家首先想到的一定是一位哭哭啼啼的娇弱女子。似乎在人们的印象中哭哭啼啼是一个不甚光彩的弱者形象，可是却没有意识到哭对女人来说有很大的好处。对于

中药调理方

逍遥散

功能主治：具有调和肝脾，疏肝解郁，养血健脾之功效。

主要成分：炙甘草、当归、茯苓、白芍、白术、柴胡、生姜、薄荷。

女人养肝护肝，排除毒素而言，爱哭反而是一件好事。

《黄帝内经》有曰："肝开窍于目"，古人又有"肝之液为泪"之说。眼泪中的乳铁蛋白、β－溶素等都具有防卫功能，能抑制细菌生长。此外眼泪的分泌会促进细胞正常的新陈代谢，不让其形成肿瘤。所以哭是上天给女子的一种恩赐，一种天然的排除毒素、养肝护肝的方法。若遇事暗气暗憋，去勉强保持一个"强者"的形象，则无异于"自杀"。而有些人，大哭一场，结果心中的抑郁一扫而光，顿时感觉无毒一身轻。

肝主疏泄，帮助人体的能量代谢与情绪调控，所以在《黄帝内经》中称之为"将军之官"。如果我们生气的时候，不发怒火，压抑它，不让宣发，则将军之官政令不行，这时就产生了一种负面的能量，即我们俗称的"上火"。

金元时期四大著名医家之一的朱丹溪曾经说过："气有余便是火。"而张景岳说："气不足便是寒。"这有余的火气无处宣发，自然暴躁，横冲直撞，上行于头目则会导致头目昏沉、头胀痛、血压升高、青筋暴露。不上行而横行则是中医临床上最常见的"木乘土"，即肝气欺负脾气，那么胃脘痛、烧心、反胃呕吐之症状便会出现。长此以往，没有正确的指导，便会发展成为焦虑、抑郁、狂躁，从而变生诸病。所以肝为将军之官，在五行中属木，喜调达，你得顺着它的性子，不能过分压抑自己的情绪，应该保持心情愉快。这也就是为什么中医上调肝理气的祖方是逍遥散的原因。"逍遥"出自《庄子逍遥游》，不拘束任逍遥，胸襟为之一开，还有何事能阻碍肝气的生发调达呢？

　　说到肝火、生气就不能不提一个常用的穴位——太冲穴。有人把太冲穴比喻为人体肝经的"出气筒"，因为太冲穴是肝经这个系统上的原穴，原穴就是元气深藏的穴位，通过按揉太冲穴可以最大限度地调动肝经的活力，恢复肝"将军之官"主疏泄的作用，把人体的郁结之气排出体外。如果你经常生气，去细心体会一下太冲穴的位置，就会发现穴位附近有很多的结节，摸上去有点痛，这正是郁结的明证，你需要慢慢地把它揉开，由痛变为不痛，坚持一段时间，就会感受到郁结慢慢打开，心情也会随之好转。

　　《黄帝内经·灵兰秘典》里面说"人卧则血归于肝"，为什么这么说呢？因为肝是一个血液储存的脏器，在每日凌晨丑时，即1时

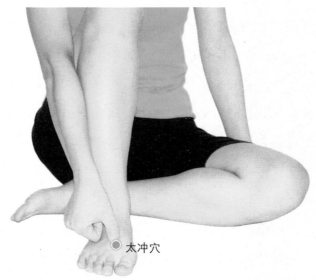

太冲穴

❖ 睡前揉搓太冲穴（拇趾和第二趾骨结合处）50～100次，缓解睡眠障碍。

到 3 时之间，人体的气血会流注到肝经，人体气血的流注就像新陈代谢一样，让五脏中的肝受到濡养；而肝胆在子时，即晚上 11 时，到凌晨 1 时，人体的气血会流注到胆经，让胆接受气血的濡养。如果人体不在子时睡觉，长此以往，毫无疑问会打破正常的代谢，"凡十一脏取决于胆"，胆气受到破坏，五脏六腑等 11 个脏腑便会受影响，肝便会首当其冲。

肝脏就像一座银行，你有充足的存款就像你有饱满的精神头，一旦没有，随之而来的就是精神萎靡，疲惫不堪，更有甚者吃完饭就会打瞌睡。所以，身体是最诚实的，为了养肝，人人都应该做到争取在晚上 11 时入睡，女性肝好了，身体恢复了常态，再也不用担心会早早变成黄脸婆了，美丽只是随之而来的副产品。

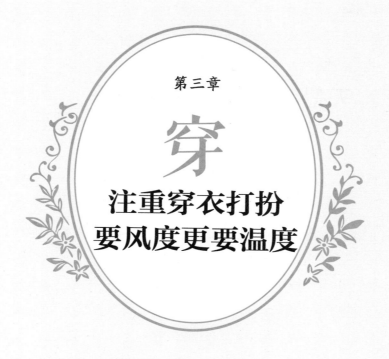

第三章

穿

注重穿衣打扮
要风度更要温度

　　时尚是年轻人穿衣的风向标，可是有些时尚只是"时尚"却并不实用。春天一到，不管天气是否变暖就穿起了裙子，到了深秋或冬天还是露着腿穿着短裙，为了美丽露出婀娜多姿的腰肢……也难怪这些女孩子身体会受到风寒的侵袭。所以要想身体暖起来，还是要先从穿衣打扮上改变。

1. 春天捂一捂，身体暖乎乎

Q: 俗话说"春捂秋冻"，这个"春捂"到底有什么好处呢？

穿了一个冬天臃肿的衣物，随着春天的到来，爱美的女性迫不及待地穿上轻薄的衣服，但却不知道对于身体来说，这并不是什么好事。要想身体健康，在春天，您还得"捂一捂"。

民间有"二月休把棉衣撤，三月还有梨花雪""吃了端午粽，再把棉衣送"的谚语，这些都是长时间人们智慧的结晶，是有道理的。为什么这么说呢？原因是春季是一个乍暖还寒、气温变化幅度最大、最不稳定的季节。所以民间亦有"春天孩儿面，一天变三遍"的说法。这个时候若是迫不及待地脱去保暖衣物，遇上了"倒春寒"气温骤变，就会对人体的健康造成很大的影响。

中医上讲"春生、夏长、秋收、冬藏"，冬天是闭藏的季节，春天是升发的时候。此时，人体随着生物钟的提醒，阳气从封藏开始升发，营养物质随着阳气逐渐从人体的内脏向人体的表层肌肉、腠理开始输送，这个时候整体的运动是气血从内向外，毛孔逐渐打开。大家想一想，如果这个时候，冷不丁遇上寒邪，给机体"当头一棒"，后果是可想而知的。这时人的身体就像春天植物的小苗刚开始萌出便遭遇不利的环境，很快就夭折了。春季由于温度的巨大波动导致人体的生生之气受损，五脏六腑都会受到影响。

春季对应的脏腑是肝胆，胆在内经中主升发，有"凡十一脏皆取决于胆"的说法。金元时期四大家著名的脾胃派的创始人李东垣在他的《脾胃论》中说："胆者，少阳春升之气，春气生则万物安。"《黄帝内经·素问集注》中也说过："胆主甲子，为五运六气之首，胆气升则十一脏腑之气皆升。"由此可见，肝胆之气是通达人体全身的阴阳之气，在人体脏腑的生理活动中，肝胆具有主生发，通阴阳的特殊作用。这就是春季要养肝、护胆的原因，而养护主要的方法就是得顺着肝胆的脾性，勿逆之。升发之性就像植物复苏的萌芽，应该小心呵护才是。

因为女子以肝为先天，春季对应于肝，所以对于女性来说，养肝护胆要比男性更加重视。鉴于很多女性虚寒的体质，若是过早换上单薄的衣物，会有进一步加重虚寒的可能。足厥阴肝经这条经络"绕阴器，循小腹"，因此肝经受到寒邪，会导致小腹受凉，加重痛经，使得月经不调导致带下之类的疾病加重与复发。

明白了以上的道理，就理解春季养生需要"捂一捂"的原因了。那么捂也是有技巧的，如果当天的气温特别高，有点"小阳春"的感觉，再穿着厚厚的棉衣、羽绒服就不现实了，这时候就应该适当减去衣物；如果得知冷空气要来，预知气温会降低，那就要多注意保暖。保暖的重中之重在于下肢腿部的保暖。若双腿、双脚受寒后，通过穴位经络的传导，会使得呼吸道黏膜的血管收缩，血流量减少，人体的抗病能力下降，诱发感冒、流感、支气管炎、肺炎等呼吸道疾病以及老寒腿、关节炎的发生。

老子讲道法自然，也就是说人要顺应"春生、夏长、秋收、冬藏"的自然规律。自然界中自有它的规律，人体只有适应、顺应自然的规律，才能保持健康。

2. 头部避风寒的关键

K: 戴帽子不仅是时尚，保护穴位、防止风邪入侵才是关键。

自然界致病六淫当中，风邪为害最多，变化最速。《黄帝内经·素问风论》中说："风者，百病之长，善行而数变。"而且在致病的六淫中，唯有风邪能与其他五邪相合，所以与寒气相兼则为风寒，兼暑则为暑风，与湿邪化合则成为风湿，与燥气化合就是风燥，兼火则是风火。因"百病多生于寒"，所以风邪与寒邪相兼的概率最大，为害也最烈。

头部为诸阳之会，是阳气最为旺盛的地方，人体的十二经脉中，手三阳经脉与足三阳经脉均聚会于头部，因寒能伤阳，所以风寒之邪总是先侵袭人体的头部。而头部避风的关键部位是后脑。唐代药王孙思邈的《孙真人卫生歌》中有"坐卧防风来脑后，脑内入风人不寿"的说法，因为在脑后有风邪最容易入侵的两大穴位"风府"与"风池"。

风府穴在脑后发际正中直上1寸处，是头部最薄弱的受邪之地。风邪从风府而入，最易伤到人体内的阳气。在古代，先民早就认识到了这一点，所以在北方，因为气候寒冷皆用皮毛做的帽子来裹护风府，而南方由于气候温和，但是重视风邪为害的人也用布帛之类来围护后项。

在风府外侧两寸许，左右各有一凹陷处，这两个穴位就是风池。风池为风之所汇，故曰"风池"。风池为风邪入脑之要塞，是风邪聚积之所，同时也是治疗风邪为病的要穴。因此，中医有"风

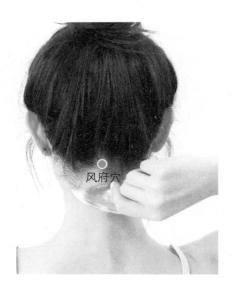

风府穴

❖ 风府穴在脑后发际正中直上1寸处，是头部最薄弱的受邪之地。

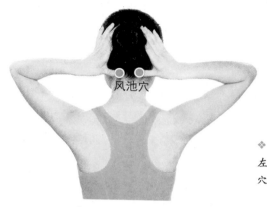

风池穴

❖ 在风府穴外侧两寸许，左右各有一凹陷处，这两个穴位就是风池穴。

府、风池寻得到，伤寒百病一时消"之说，足见这两穴在治疗风寒百病中的重要性。

曾经有研究试图通过寒冷试验找出严寒对人体动能的影响，并进行了一系列人体对抗严寒的实验。实验室温度控制在 0 摄氏度，研究人员在受试者身体的特定部位贴上热敏贴。被"冷冻"了 20 分钟后，红外线摄像机观察到受试者的鼻子、手指和耳朵呈深色，表示该部分温度偏低。而且在冬天，这些地方也确实是最容易生冻疮的。这是因为人体中的耳朵、鼻子、手指都处于神经末梢，血流量少，因此到了冬天会格外怕冷。特别是对于耳朵来说，自身除了耳垂部分有脂肪组织稍能保温外，其余部分只有较薄的皮肤包着软骨，加之其相对表面积大，热量更容易散发，若耳朵太冷或当冷风灌进耳朵里就会引起头痛。另外肾开窍于耳，若是冷风灌注双耳，寒气循着经络，就会伤及肾中的元阳之气，导致出现暴聋、双耳听力陡降的现象。

因此，头部避风的关键是要顾及脑后的风池和风府穴。由于"热从头散"，在寒冷的季节，应该戴帽子以减少热量从头部的散失，由于双耳的血液循环差，不具备完好的脂肪组织来保温，因此，耳套也是必备的。在平时的保养中，洗头洗澡以后应该擦干，不能当风直吹，可以多做干洗脸的动作，双手搓热，快速地摩擦双面颊，揉捏双耳，搓热脖项，加快局部的血行，降低风寒的留滞。

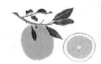

3. 把脖子藏起来，也是暖身之道

Q: 我夏天睡觉特别容易"落枕"，换了好几个枕头都没有找到合适的，这到底是怎么回事呢？

很多女性都渴望自己的脖子能像"天鹅颈"一般修长美丽，如果拥有光滑紧致的脖子，那么无疑在奔向"女神"的道路上又进了一步。但很多人却很少注意脖子的保暖。

脖子后面有颈椎的支持，前面有气管、食管，边上有淋巴，还拥有丰富的神经丛，所以脖子的健康在人体的健康中起着巨大的作用。作为直接为大脑供血的通道，脖子两侧的颈动脉为大脑提供80%的血液，我们可以在脖子两侧触摸到它的搏动。

在中医的脉诊当中，最早的三部诊法就是通过诊断颈动脉的人迎，手腕上桡动脉的气口以及双足背的趺阳3个部位，来查看人的胃气与十二经之气的变化。另外，脖子里面还分布着密集的淋巴结，病毒、细菌最易感染呼吸道，此时，淋巴液回流时，第一个遇到的就是脖子，导致淋巴结肿大。当你感冒、口腔溃疡时，摸一下颌下就会发现淋巴结肿大，这些正是淋巴吞噬病菌的表现。从中医角度来说，人体的督脉、足太阳膀胱经、手太阳小肠经、足少阳胆经、手少阳三焦经均通过脖子，脖子后面有风池穴、大椎穴等穴位，其中大椎穴是"八脉交会之处"。现代医学证明，大椎穴对人体的免疫功能调节具有非常重要的作用，而且大椎穴在针灸治疗上选用率很高，治疗疾病的种类几乎可以涉猎到临床各科。

脖子如此重要，但是人们对它的重视程度却远远不够，有些人护腿了，暖背了，唯独对脖子听之任之，而风寒湿邪首当其冲的一个部位就是脖子。

很多人夏天贪凉，睡凉席，空调、电扇整晚运行，导致冷风直接吹进脖子。当冷风直接刺激颈部，导致颈部血管收缩，肌肉高度紧张，使得颈部肌肉、神经、血管等组织受累，时间一长则会造成局部的关节炎、筋膜炎和颈椎动脉痉挛导致的供血不足，从而出现眩晕、头痛。脖子上风池穴，顾名思义是风气集散之处，风气从风池吹入，就会出现头剧烈疼痛、发热高热等感受风寒的症状。大椎穴是保健强身的要穴，如果经常感受风邪，风邪由此进入八脉交会之处，通过经络传感，从而有机会深藏在五脏之中，导致"五劳虚损，七散乏力，诸虚百损"。

所以在我们平时的生活中一定要注意脖子的保暖，如睡觉时，除了盖好被子以外，还可以在脖子上裹条毛巾，可以有效防止睡熟以后翻身导致脖子露在外面而伤风受寒的风险；穿衣服时，优先选择有领子的上衣，特别是工作在有空调环境中的白领女性，要避免当风直吹，要温暖颈椎。

在平时休息时，可以多晒太阳，进行脖子局部的日光浴，阳光的直接照射可以使脖子局部加热，加快血液循环，使得血气畅通。另外晒太阳也能帮助人体吸收维生素 D，提高人体对钙的吸收，延缓骨质疏松的发生，而骨质疏松与颈椎病有千丝万缕的联系。通过补钙、温阳、刺激颈部的穴位，可以对女性因为长期伏案工作导致的颈椎病起到一定的帮助。

4. 上衣单薄，小心寒风袭肺

Q: 咳嗽了直接去药店买川贝枇杷膏，可是有的时候管用，有的时候就没什么效果，这是什么原因呢？

为了方便，有的人感冒咳嗽直接去药店买一些常用药来吃，可是由于没有对症下药，导致病情没有好转，反而更加严重。

每当看到冬天身着单薄性感服装的女性，我就情不自禁地打寒战。时代的发展，衣物早就不是史前人类用来遮蔽的物件，更多是用来彰显时尚，显露品位。可惜的是，很多人都忽略了衣服保暖的重要性。当你的上衣很单薄的时候，你就一定会生病。

"天有五行御五位，以生寒暑燥湿风"，风邪最为厉害，无孔不入，所以有"风，善行而数变"的特点，风邪与寒邪相互勾结，形成风寒，造成的疾病更是罄竹难书。为了抵御人类生存环境中的邪气，人体的第一道屏障就是卫气，顾名思义就是卫外之气，看不见摸不着，温煦于肌肤腠理之间，如果衣物穿着单薄，让人体的卫气直接面对风寒邪气，体质强的或者可以幸免，不过对于大多数女性来说，确实十有八九会得感冒风寒的。

"肺主卫，外合皮毛"，风寒冲破了卫气这道藩篱，就直接伤肺了，所谓"形寒饮冷则伤肺"。《素问》中说"肺为娇脏"，过寒过热对它都是伤害，同时肺有宣发肃降的功能，风寒伤肺，就干扰了正常的宣发与肃降。而肺气有宣有降人体才能吸清呼浊，如果宣降失常，呼吸就出问题，要么鼻塞不通气，要么短促少气，喘不上气来。肃降功能体现在水液的输布上，肃降不行，则肌肤无汗身体发热，小便不利进而形成水肿。

风寒袭肺导致的症状中，咳嗽算是发生率最高、最典型的一个。咳嗽声音很重，流清鼻涕，同时还伴随着时不时的喷嚏。这种风寒咳嗽既然是感受寒邪导致的，那么正确的治法就是发散风寒，而很多人为了省事，去药房买点止咳糖浆之类

小贴士

艾灸法：以艾条于穴位或病变部位上施灸，操作常分温和灸、雀啄灸、回旋灸等。主要用以治疗寒湿痹证及其他多种虚寒性疾患。

的服用，这是一种很危险的做法。

　　咳嗽的分类很多，有风寒咳嗽，有风热咳嗽，有内伤咳嗽，有燥咳等等，不恰当地服药，不仅不会痊愈，而且还会转变为慢性病。比如市售的川贝枇杷膏，那是针对燥咳的方剂，与发散风寒相背离，若错服的结果就是留住寒邪，咳嗽会久咳不愈。还有些市面上咳嗽药为了显示速效，加入一些西药成分与罂粟壳，罂粟壳是一味收敛药，一般用于严重腹泻，但是用于风寒咳嗽，就是杀人于无形，硬生生地把肺敛住，虽然咳嗽暂时缓解，但是后续的咳嗽如果得不到恰当的治疗，会延续一辈子！这些都是服药的误区。

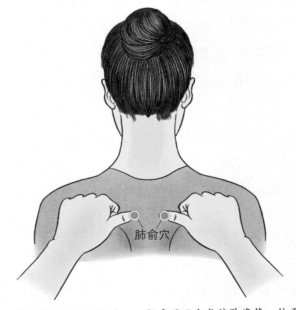

肺俞穴

❖ **肺俞穴**：取定穴位时，一般采用正坐或俯卧姿势，位于人体的背部，当第三胸椎棘突旁下，左右旁开二指宽处。

　　肺为娇脏，经不住寒邪的不断攻击，处于上焦的双肺，与对应于背后的俞穴都是重中之重，要严严实实地保暖，捂住，要有"避风如避箭"的意识。如果染上了轻微的风寒，有点咳嗽，可以泡个热水澡，让身体温暖，轻微地发点汗，咳嗽就会不治而愈。平时的保健中，可以采用艾灸法，适当地温灸肺俞穴、大椎穴，可以增强阳气预防寒邪侵肺。

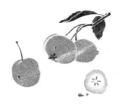

5. 女人露出小蛮腰，宫寒可能少不了

Q: 妈妈总是说女孩子不要穿"露脐装"，可是"露脐装"很性感啊，天热的时候应该可以穿吧？

从中医学上的分类来说，腹部一般分为大腹、小腹与少腹。肚脐上的是大腹，肚脐下的是小腹，肚脐两侧的就是少腹。

"大腹主脾"，大腹主要包含的是人体的消化系统，所以若是大腹受寒，直接导致的就是肠胃炎、腹疼、拉稀，有些女性吃了一些生冷瓜果后会肚子疼，这里指的就是大腹。若是偶尔受凉，大腹疼痛，拉完肚子就好了，这是寒气排出的佳象，不过若是还不加注意，慢慢地风寒逐渐深入脾胃脏腑，就不是一阵跑肚拉稀就能缓解的，治疗起来就棘手了。

"小腹属肾"，里面包含着泌尿系统与生殖系统。对于女性来说，小腹里面的卵巢是女人之所以为女人的关键。因为卵巢是女性重要的性腺器官，具有生殖与内分泌功能，卵巢所分泌的激素对女性的正常发育，机体的健康起着至关重要的作用。女性的月经就是卵巢分泌激素周期性地刺激子宫内膜的结果，若是腹部受寒影响卵巢的激素分泌，就会导致月经不调，还可能引发情绪不稳、压抑、焦虑、性欲减退等问题。这也与中医理论中的"肾主生殖"相印证。举个例子来说，上述提到的由于受寒导致激素分泌紊乱出现的月经不调在中医临床上主要用温经汤来治疗。由于性激素分泌不足造成的性欲减退，从"肾主生殖""肾主前后二阴"的角度来分析，可使用金匮肾气丸这一类的温阳的方剂来温补肾阳激发性欲。可见中西医并不是水火不容，而是殊途同归的。

"少腹属肝"，而女性以肝为先天，女性的肝郁、肝血虚、肝阳虚最容易通过少腹这个部位来体现。同样的，风寒的邪气也最容易袭击少腹，比如女性痛经时，少腹就会有坠胀的感觉。少腹包含着子宫与输卵管。子宫是每一个想做妈妈的女性最为呵护的一个脏器。从受精卵的着床开始，小小的生命得以孕育，都需要一个温暖的环境。但是子宫是最怕冷的，爱美的女性穿着露脐装，婀娜的腰肢固然很美，但是不经意间就会导致宫寒。对于备孕的夫妻来说，辛辛苦苦准备了大半年，肚子依然不见动静，上医院一查，结果是宫寒，由于子宫的温度太低，不适合胎儿的成长，即使怀孕成功

中药调理方

温经汤

功能主治： 功能性子宫出血、慢性盆腔炎、痛经、不孕症等属冲任虚寒，瘀血阻滞者。

主要成分： 吴茱萸、麦冬、当归、芍药、川芎、人参、桂枝、阿胶、牡丹皮、生姜、甘草、半夏。

金匮肾气丸

功能主治： 温补肾阳，化气行水。用于肾虚水肿，腰膝酸软，小便不利，畏寒肢冷。

主要成分： 地黄、茯苓、山药、山茱萸、牡丹皮、泽泻、桂枝、牛膝、车前子、附子。辅料为蜂蜜。

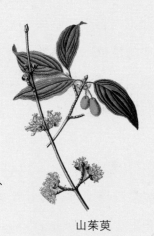

山茱萸

了，将来仍然会有很大流产的可能，这是人类进化中获得的本能。一个生命的成长需要适合的环境，温度就是其中最重要的一个，西伯利亚的冻土是结不出生命之花的。

肝、脾、肾 3 个重要的脏器体现在腹部不同的位置上，因此腹部的受寒也会严重影响它们。所以爱美的女性一定要把握尺度，别拿自己的身体不当回事。在腹部保暖中应该摒弃露脐装、低腰裤。这些出于时尚与性感的考虑，最后买单的一定是自己的健康。平时在封闭的有空调冷气的办公环境中，也可以用些暖宝宝，贴着肚脐，改善局部血液循环；用掌心对着肚脐，双手用力揉腹，顺时针36 下，逆时针36 下，可以有助于气血的运行，胃肠道的蠕动，本着"治风先治血，血行风自灭"的原则，可以最大限度利用人体的抵抗力排出风寒邪气。

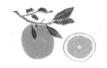

6. 注意腿部保暖，"转筋"渐行渐远

Q: 晚上睡着睡着觉，腿就抽起筋来，吃过一些钙片，可效果却不大，应该怎样预防"转筋"呢？

转筋，俗称"抽筋"，现代医学上的专有名词叫作腓肠肌痉挛，在临床上多发生于女性、老年人、体质虚弱等人身上。一般多发于夜间，睡觉睡得正好，突然感到小腿肌肉一阵不由自主的抽搐，让人十分难受。

临床上抽筋的原因大概有下面几种。一是受凉导致。这是发生率最高的一种，如果夜间睡眠时腿不小心放在外面，小腿的肌肉受到寒冷的刺激，很容易发生腓肠肌痉挛的现象。二是肌肉群的过度紧张导致。比如白天工作疲劳，长途跋涉，肌肉的长时间紧张会产生很多酸性代谢产物，如乳酸类。到了夜间休息时，由于乳酸类代

谢产物的刺激，使得肌肉发生抽搐。三是缺钙。很多经常转筋的患者求助于西医，多半的解释是血钙低，由于血液中钙离子的浓度减少，导致神经肌肉的兴奋性增高，这种情况多发于孕妇，由于胎儿的需要，会使得母亲体内的血钙降低。所以孕妇抽筋要多食用钙含量丰富的食物，如肉类、鸡蛋，适当补充 B 族维生素。

从中医的角度来分析，抽筋的原因不外乎两类：一个是外感，一个是内伤。外感指的是风寒湿邪侵袭肌表所致，隋代《诸病源候论》中说"转筋者由营卫气虚，风冷气搏于筋故也"。内伤不是指被人打得内脏出血的那种内伤，指的是五脏气血阴阳不平衡的现象，这样的说法与外感相对应，也就是说致病的因素不来源于外，而是来源于自身的失衡。《黄帝内经》有"肝主筋""诸寒收引"的说法，说的是全身四肢百骸中的筋都是由肝控制的，寒邪具有收缩、牵引、内敛的特点。因此若是把外感与内伤联系起来可知转筋是由于肝血不足，本身虚寒，加上不慎受凉，风寒湿邪内外夹攻所致。

人们大多知道转筋是因为缺钙，却忽略了最需要做的是保暖。那么到底该怎么预防转筋呢？

首先，平时就要养成保暖的意识，不能做个长靴加短裙的"冻美人"，而应该做个"暖美人"。对于树来说，根是最重要的部位，若是根不扎实，树长不了几年就会枯萎死亡，扎根密实，树才有蓬勃茂盛的一天。对于人来说保暖中护腿是关键，人的腿就要跟树的根一样去呵护。

其次，平时的居住环境一定要避免阴湿、寒冷，睡觉的床褥应该多晒晒太阳，保持干燥；睡眠时，要避开窗口处，要有"避风如避箭"的意识；平时运动出汗以后要避免当风直吹。

最后推荐一个非常有用的好习惯——晚上泡脚，水温适度，以没过脚踝处为准，泡 20 分钟为宜，可随时添加热水，以微微出汗为最佳。当感觉腿部寒气比较重时，可以预先在水中加一点艾叶与生姜煎水，然后熏洗，有散寒、祛风、除湿、通经活血的作用。上床以后，可以用手掌快速搓脚底的涌泉穴，直到有热感为佳。涌泉穴是足少阴肾经的原穴，搓热刺激该穴位，不仅可以驱寒保暖，而且可以帮助心肾相交，安睡入眠。

从这些细节开始注意，慢慢就会养成保暖的习惯，"转筋"的烦恼一定会与你挥手告别。

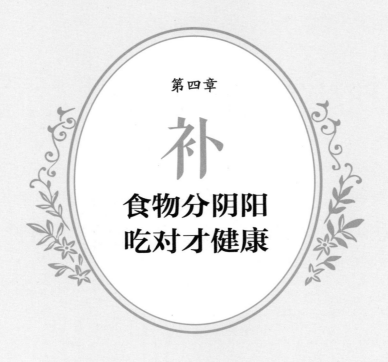

第四章

补

食物分阴阳
吃对才健康

吃，是当今社会的一个热门话题，可是很多人却不知道食物分阴阳，要吃对也是要花一番功夫的。

很多"生吃党"相信生吃蔬菜更有利于营养物质的利用，可是却不知道生吃有生吃的危害。不爱喝粥的姑娘们，你们知道粥有多养人吗？不要认为姜只是调味品，因为夏天吃姜对祛除风寒会有神奇的功效。

1. 科学饮食，吃对才补

Q: 从网上看到，生姜羊肉汤对女性很有好处，可是喝了一段时间后总是口干舌燥，难道是骗人的？

现在网络如此发达，有的人身体出现一些没有太大影响的症状，也不去找医生，自己随便上网查一查就按照网上的方子吃一些食物进行"食疗"。可是他们往往不知道食物有阴阳之分，人的身体有阳性体质和寒性体质之分，不同的体质进补的食物是有区别的。如果你像别人一样喝生姜羊肉汤，不但没起到效果，反而口干舌燥，上起火来，这可不是生姜羊肉汤的罪过，极有可能是因为你的身体是阳性体质。

民以食为天，饮食是人类每日生活中的大事，很多人受西方医学的影响，并不认同中医学食物有寒温阴阳之说，大多只注重营养价值和口味，忽视了这一传统文化中蕴藏的智慧。

中医认为"阴平阳秘，精神乃治"，如果阴阳平和，则身体健康。而生病导致的阴阳失去平衡，就需要从食物和药物中去寻找，以弥补体内阴阳出现的偏差。而寻找的方法就是中药中的"四气五味"理论。

所谓"四气"就是指饮食具有寒热温凉4种不同的性质，其中寒与凉，热与温只有程度上的不同，仅次于寒的叫作凉，仅次于热的叫作温。

寒凉性的食物，顾名思义具有寒凉之性，以纠人体的上火发热的体质之偏。比如西瓜就是凉性，有清热祛暑的功能，民间誉之为"天然白虎汤"；绿豆能清热解毒，对夏季很多皮肤病如痱子、疮疡有很好的疗效。其他如梨、甘蔗、藕等具有清热、生津解渴的作用。

温热性的食物，大多具有温通阳气、补阳、驱散寒邪的作用。最简单的，例如

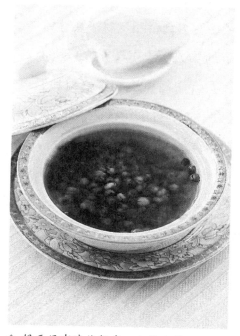

❖ 绿豆汤有清热解毒、止渴消暑的功效。体质虚寒的人不能频繁饮用。盲目喝绿豆汤，会导致腹泻或消化系统免疫功能降低。

大家都知道的生姜即是一例，平时感冒风寒，淋雨着凉之类，常用生姜加葱白或者加点红糖，趁热服下，服后浑身发热，微微出汗，而后寒邪自解。女性经期的痛经，有人经常剧痛，面色苍白，这个时候可以用生姜切碎放在锅上炒热，然后用布包好，温敷在小腹上，这就是利用生姜的温热性，来祛除引发痛经的寒邪。

若是阳性体质之人，平时是火体，易上火，大便干燥难解，常常口渴，对于温热性的食物就不宜多食，相反对于寒性体质的人来说，这些温热性的食物就能纠体内寒性之偏。温热性的食物包括：生姜、羊肉、

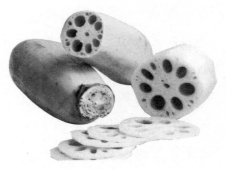

❖ 生藕是寒性食物。

胡椒、桂皮、茴香、韭菜等；水果类的，比如桃子、椰子、木瓜、橘子、荔枝、石榴之类。寒性的食物有：生藕、梨、甘蔗、西瓜、地瓜、马蹄、香蕉、柚子、柠檬之类，生蔬菜汁、绿茶之类。因此，对于寒性体质的女性来说，这些寒凉食物、水果都应该少吃或者不吃。同样的，在风寒感冒，女性生理期的时候，这些寒性食物也不宜食用。人体感受风寒，正需要阳气的鼓动来把寒邪排出体外；女性的生理期，此时腠理大开，胞门不固，阴寒风邪最容易乘虚而入。

"五味"指的是食物的 5 种味道，包括酸、苦、甘、辛、咸，

另外还有淡味与涩味，淡味从属于甘味，涩味从属于酸味，所以，一般不予列入。食物的味道统以五味。

五种味道分别与人体的五脏相互联系，酸味的食物入肝，有养肝的作用，比如当归、木瓜。苦味的食物入心，具有清火泄热的作用，比如苦瓜、莲子心。甘味的食物具有补养脾胃的作用，比如蜂蜜、大枣。辛味的食物入肺，具有发散风寒、刺激脏腑功能的作用，比如生姜、胡椒、香菜。咸味的食物入肾，具有软坚散结的作用，比如海带、海蜇头，早在西方发现缺碘会引发甲状腺肿大之前，中医就知道用海带来治疗大脖子病，因为海带味咸，能消瘿散结。

另外，五种味道之间能相互化合，《黄帝内经》有"辛甘发散为阳，酸苦涌泄为阴"之说。意思是说，辛味道的药物与甘味的食物一起化合能化生阳气，酸苦具有催吐、泻下作用的食物属于阴。所以在发散风寒的时候，用的是辛味的生姜与甘味的大枣红糖之类组成。推荐女性的温补方，当归生姜羊肉汤也是同样的机理，用的是辛味的生姜与当归，甘味入脾胃的羊肉，两者相互化合，具有温通血脉，改善寒性体质的作用。

可见，我们在了解自身体质的同时，也需要适当了解食物的温凉寒热的属性，食物不在于精细而在于吃对，吃对了才能补。

2. 喝粥是中国人独有的养生智慧

Q: 听说粥有很神奇的养生效果，喝粥真的对面色暗黄、苍白，皮肤干燥、瘙痒的症状的改善有好处吗？

现在很多年轻人不太喜欢喝粥，一是觉着粥太清淡，二是熬粥时间太长，工作太忙，根本没有充足的时间。其实，粥的口味也可以有很多种，喝粥可以算得上成本最低的养生妙招，看看它的好处，你也许就不觉得熬粥时间太长是个问题了。

"若要不失眠，煮粥加白莲；若想皮肤好，米粥加红枣；气短体虚弱，粥里加山药。"这是一首民间通俗的粥疗歌。歌里提到的几种粥的特点在于粥里加入了不同的食材，小火慢炖，食用这样熬出来的精华才能达到以粥养人的效果。

宋代陆游有诗云："世人个个学长年，不悟长年在目前。我得宛丘平易法，只将食粥致神仙。"可见粥疗是古代养生家特别重视的一个方法。那么几杯清水加上一把米的粥为何有着如此不平凡的作用呢？原因很简单，就是粥最补脾气。

《黄帝内经》中有"五谷为养，五果为助"的说法。这句话的意思是，人要生存还得要吃粮食，只有粮食才能养身体，果类只能助人却不能养人。这个说法对现代女性为了追求苗条的体型而摒弃主食，只以水果之类来代替的行为无疑是当头一棒。

在现代，粳米是人们的日常主食，是支持人生活、工作、活动的能量来源。在《食鉴本草》中记载："粳米，皆能补脾，益五脏，壮气力，止泄痢，惟粳米之功为第一。"抓上一把大米投入锅中，加水，用斯文慢火慢慢煮沸，慢慢地在锅面上就凝聚起来一层浓稠的液体，这就是粥油，俗称米汤，是整锅粥中最精华的部分。

在上海名医邹孟城先生的《三十年临证探研录》中有一例粥油治病的传奇记载。当年邹老学医之余听闻，在新中国成立前，上海资本家剥削工人，工人住的都是条件极其简陋的鸽子笼。有一纺织女工不幸患上了肺结核，双颧发红，严重消瘦，不思饮食，咳嗽不停。在那时候并没有青霉素、土霉素之类的抗结核菌的药物，肺结核就是一个不治之症。后来听闻一老妪指点她不妨每日喝米汤，聊以度日。食堂大师傅甚是可怜她，每日为她准备一杯米汤，这位纺织女工日日喝它，两个月下来，竟然恢复如初，一时整个工厂为之轰动。怪不得清代名医王孟英就说过这米汤的妙处"贫人患虚证，以浓米汤代参汤，每收奇迹"。

平平凡凡的粳米加上清水就有这么神奇的疗效，那么如果根据不同的体质加上不同的食材一起煮粥，不仅口感可以更好，也能取得更好的效果。比如"若想皮肤好，就来加红枣"，中医认为枣可以养血、益气，其外皮色红，其味道甘美，正暗合《黄帝内经》里面"中焦取汁，变化而赤为血"的记载，因为其味甘美所以补脾，其色红入心，可谓心脾双补，中正和平，不寒不燥，所以在《神农本草经》中被列为上品，久服可以延年益寿。因此红枣加入粥中，可以补脾胃，对现代女性面色暗黄、苍白，因血虚导致的皮肤干燥、瘙痒特别有帮助。

"气短体虚弱，粥里加山药。"山药原名薯蓣，以河南产的"怀山药"为地道药材。在《神农本草经》中就有山药"主健中补虚、除寒热邪气、补中益气力、长肌肉、久服耳目聪明"的记载。在至今沿用的中成药"六味地黄丸""金匮肾气丸""薯蓣丸"中皆重用山药，对高血压、哮喘、神经衰弱、风气百疾，都有很好的保健治疗功效。在近代名医当中用山药用得出神入化的当数民国时期"南北二张"的张锡纯，他对山药推崇备至，因为山药不仅能补脾胃，还能补肾、补肺，其含有的蛋白质很多。大家在削山药的时候，觉得山药上的一层黏液特别难搞，而山药的精华就体现在这层黏液上。现代医学表明，这是一种多糖蛋白质的混合物，能保护动脉血管，预防脂肪的沉积，防治心脑血管的老化。

粥为脾家之正膳，因为煮烂稀软，对脾胃运化的负担极小，除加入红枣与山药以外，对于血小板低的症状，可以加入花生衣；有血压高的症状可以加入胡萝卜；体内有湿气，大便黏腻的可以加入薏仁米。总之，"脾胃后天之本"，养护脾胃，五脏中脾气得到滋养，其余4个脏腑的功能都能加强。"内伤脾胃，百病由生"，脾胃得补，自然防病于未然，寒证也就自然而然远离了。

有一款粥非常适合女性食用——山药薏米红枣粥，而且做起来也非常简单。

食物调理方

山药薏米红枣粥

主要功效： 补血。

主要成分： 薏米100克、大米100克、山药200克、枣（干）15克，为了调节口感，还可加入冰糖20克、蜂蜜15克。

制作过程： 先将大米、薏米、红枣分别洗净；然后把大米用水浸泡30分钟，薏米用水浸泡2小时；将长山药洗净，去皮，切块；

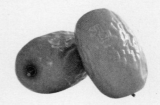

锅中放入清水与大米、薏米，中火煮开后，改小火煮至黏稠；
再加入山药块和红枣，熬煮 20 分钟左右；最后放入冰糖和蜂
蜜即可。

　　这个粥做起来是不是很简单呢？可别小看它，它具有很强的补
血效果，对于贫血的人有很大的帮助。

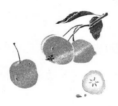

3. 蔬菜生吃好还是熟吃好

Q: 西方人吃早餐，除了牛奶、面包外，还习惯配一盘蔬菜果仁沙拉，看起来营养很丰盛，可是为什么我也吃了一段时间沙拉却感觉很难受，根本消化不了？

看起来蔬菜果仁沙拉的营养确实很丰富，既有纤维素、维生素，又有脂肪等。可是清晨的体温是一天中最低的时候，而人体消化道中的酶发挥作用是在正常体温下，如果早晨吃生冷的沙拉，导致胃中的温度下降，酶不能正常发挥作用，当然就会感觉消化不好了。其实西方人和我们的体质是不同的，他们火力比我们强，所以可以那样吃，但我们如果每天吃冷的沙拉很容易让内脏受凉，造成体寒。这也是有些人去了西方国家，不能适应西方的饮食习惯的原因。

现在国人越来越容易受西方的生活方式的影响，越来越多的人鼓吹生吃蔬菜，主张生蔬菜打汁能防癌抗癌。他们认为煮熟的蔬菜里面的有益成分已经被破坏，看人家老外整天吃个沙拉，难道我们国人不应该学学吗？

其实"生吃党"与"熟吃党"的纷争属于个人自由，你愿意生吃就生吃，熟吃就熟吃呗，也没人拦着你。但是如果非要争论一下到底是生吃好还是熟吃好，可以从 3 个方面来分析一下，一是食品安全；二是食品营养；三是传统中医养生的角度。

从食品安全的角度出发，很明显，我们在蔬菜的卫生程度上，与西方接轨就成了一个笑话。由于各方面的原因，很多蔬菜表面上均残留有超标的农药、细菌和寄生虫卵，即使清水浸泡，流水冲洗仍然无法令人放心，因为很多农药是脂溶性的，即只能在苯类、樟脑油、丙酮、酒精和煤油等有机溶剂中溶解，你家是用有机溶剂来洗菜吗？回答当然是否定的。所以说现阶段，市面上的什么洗洁精、蔬果洗洁精等对蔬菜上的农药残留是根本没有办法除去的，在水中泡多久都无济于事。

而对蔬菜上携带的寄生虫卵来说，曾经有研究调查过广州市可生食用蔬菜的寄生虫情况，结果发现所调查蔬菜中人体寄生虫卵总检出率为 21.37 %。如果清洗不干净就生吃，很容易吞入寄生虫卵而得病，杀灭寄生虫及虫卵的方法就是高温煮烫。所以从食品卫生角度来说，熟吃蔬菜完胜，通过高温可以使得寄生虫卵、细菌等被杀死，很多脂溶性的农药也会在高温下降解，对人体的危害程度显著降低。

　　从食品营养角度讲，很多生吃党的主张就是生吃蔬菜可以完全保留蔬菜的维生素、矿物质等营养元素。这一点完全可以通过急火快炒，炒好即食的方法来解决。对于像对温度很敏感的维生素 C 与 B 族维生素含量高的蔬菜来说，可以快速在水中焯一下，尽量降低被破坏的程度。另外开水焯一下，新鲜蔬菜的水分得以降低，与新鲜蔬菜相比，人可以摄入的熟的蔬菜会比生的更多一些，这也在一定程度上补充了被破坏部分的维生素类。而对于有些纤维素较多的蔬菜来说，熟的口感要好很多，生蔬菜的纤维素比较硬，对肠胃的消化不利，熟的蔬菜则这样的问题就减轻很多。吃野菜的时候，煮熟或者用开水焯一下，可以有效去掉致敏成分，让人体吸收的麻烦更少。

　　从中医养生的角度来看，生的蔬菜不管营养如何，生食入口是一种耗费人体阳气的过程。脾胃有腐熟水谷，运化精微以奉其身的作用，由于生食与熟食比起来，"温凉寒热"四气中更偏向于寒与凉，更加难以消化，脾胃需要多出一份阳气来推动运化的过程，更耗费人体的阳气。加重脾胃的负担容易产生消化不良，出现胃胀、胃痛、嗳气、泛酸的现象。有些不容易消化的食物残渣残留在体内，加上肠道蠕动的缓慢，更容易形成宿便，黏附在肠壁上。所以饮食应该宜温、宜软、宜消化。中医里面对病人大病初愈，脾胃之气很薄弱的时候，都是嘱咐"糜粥自养"的，因为"脾为后天之本"，用温软熟烂的米粥来补充脾气，建立中气，后天之本有了根本，病则有起色。可见脾胃都是七分靠养，时时顾护脾胃才能保住人体的生生之机。

所以，蔬菜应该熟吃，虽然有一些维生素损失的可能性，但是与生吃带来的风险比起来，这一点小小的损失是可以通过其他补充的方式来弥补的。

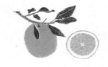

4. 喝了那么多水为什么皮肤还是那么干

Q: 为什么我水喝得不少，怎么一到冬天，皮肤还是特别干燥呢？怎么水分跑不到皮肤上呢？

很多女性都想知道为什么喝了很多水皮肤还是非常干燥，其实出现这个问题的根本原因是：阳虚。

确实，很多女性有皮肤干燥的毛病，为了保湿，用进口化妆品，各种保湿面膜，甚至还会用牛奶洗脸、拍个黄瓜、抹层鸡蛋清。至于效果嘛，真是差强人意。

外在的皮肤保湿无非是锁住水分，减少皮肤上水分的蒸发，比如保湿面膜就采用胶原蛋白类、甘油等物质，在脸上可以形成油脂层或胶原蛋白层，可以防止皮肤中的水分过快散失，在干燥空气中能够防止皮肤表层过于干燥而造成的起屑、发皱。还有一些面膜就有点狠了，里面含有水杨酸，酸是有侵蚀作用的，水杨酸就是可以溶解掉一点皮肤上的角质层，从而让女性感觉上似乎皮肤更嫩了些，这种面膜长期使用我是极不赞成的。至于鸡蛋清之类，看起来似乎纯天然了一点，不过这些大分子的蛋白皮肤是无法吸收的，顶多也就是跟面膜一样锁住水分罢了，而且由于营养丰富了些，细菌繁殖也比较厉害。

那么外用没什么大的效果，本着由内而外的原则，多喝水，多补充体内的水分，皮肤不就不缺水了吗？这是一种想当然的思维，因为忽略了最关键的一层：喝下去的水如何才能转变为皮肤上的水分的问题。

祖国传统医学已经解决了这一问题。《黄帝内经》里面有段著名的关于水液是怎样代谢的结论："饮入于胃，游溢精气，上输于脾，脾气散精，上归于肺，通调水道，下输膀胱。水精四布，五经并行。"中国传统哲学中有"天人合一"的观念，人身同天地一样，是一个小宇宙，《黄帝内经》的这段原文可以从自然界中水气的循环中得到更通俗的解释。水在天地间的循环是从地上的水经过太阳的蒸腾作用变为水汽，上升，化为云，云在高处遇到了寒，就会重新凝结成水，达到一定的重力后，就会重新降落下来，变成雨。而在人体中，人体饮入的水到了胃里，通过脾的散精作用，上归到肺，肺在四季中对应着秋季，其性属凉，跟自然界中蒸腾的水气遇寒就凝结成水的性质一样，人体的水气受到肺金的凉肃之性下输到膀胱，从而达到水精四布的目的。可以明显地看出喝下去的水需要脾的散精作用才能到肺，而"肺合皮毛"，水分到了肺也就是到了皮肤。

那么水分是如何到达肺的呢？跟自然界中地上的水蒸腾为云需要太阳的蒸腾作用一样，人体中的水液由脾到肺同样需要人体阳气的蒸腾，这个阳气，就是肾阳。若是肾阳不足，喝下去的水就是一潭死水，任你喝得再多，也无济于事，也无法转化为皮肤上的湿气。

知道了人体水液代谢的基本原理，临床上的很多症状大家都可以一目了然了，比如说口干口渴，一定是阴虚吗？一定是缺水吗？不一定，很多的患者都是由于肾阳不足，不足以蒸腾水液导致的，既然无法蒸腾，人体只能把喝进去多少水原样不动地化为尿液排出来。所以经常可见的就是很多女性抱怨，才喝了一点水，马上就要上厕所，憋不住了。这种病在中医上叫作消渴，与现今西医上消渴指代的糖尿病是不一样的。

这样的问题怎么解决呢？有一首针对这种病机的名方——肾气丸。比如《金匮要略·消渴小便不利淋病脉诊并治》载："男子消渴，小便反多，以饮一斗，小便一斗，肾气丸主之。""饮一斗，尿一斗"就是水液无法蒸腾，只能下趋而排出的明证。肾阳得补，就犹如离照当空，水气的自然蒸腾有了能量，津液就能上输于肺，下输膀胱了。

肾气丸由地黄、山药、山茱萸、泽泻、茯苓、丹皮、附子、桂枝8味药组成，所以又称八味丸，减去附子与桂枝就是著名的六味地黄丸。由于肾气丸中精妙的配伍，对于肾阳虚的一系列疾病均有不错

小贴士

肾气丸：又称八味丸，减去附子与桂枝就是著名的六味地黄丸。

因此，当你感到口干，皮肤干的时候，先不要忙滋阴补水，先看看是不是阳气不足，否则，则会越补越糟糕。

的效果。比如虚劳腰痛、腰膝酸软、下肢冰冷，既可以治尿少而浮肿，也可以治尿频而夜尿多。对于女性经期疼痛，白带量多，清稀如水等寒证，均可以治疗。

5. 水分摄入过多，会造成水毒

Q: 每天八杯水，是不是可以更年轻美丽？

不知从什么时候开始，"每天八杯水"竟然成了健康生活的标配之一，特别对于女性来说，喝水似乎成为一件大事，因为皮肤的保湿、滑润似乎都与水分有关，因此，不管想不想喝，每天八杯水的任务都在那里，不完成都不行。但是过犹不及，任何事物过了头就不好，得寻求中道，事实也是，对于有些人来说，每天八杯水的量，不仅不会带来健康，而且会导致疾病，甚至有高血压的可能。这是为什么呢？因为你中了水毒！

纯净水难道还有毒吗？不是纯净水有毒性，而是一切和人体不搭的东西都会产生毒性，中医谚语说的"有时候砒霜就是救命的良药，而有时人参却是夺命的砒霜"。水是中性的，但是人体所需的并不是中性的液体，人体内的组织细胞都生活在组织液中，是由钠离子与钾离子构成的一个平衡的电解液环境。钠离子是带正电的，它的任务就是让液体流动到细胞外面，不因为水液的潴留造成压力。这样钠离子就可以帮助人体稳定住血压，保持肌肉的正常工作。但是如果有人不适宜地喝了大量的水，细胞就无法维持钠离子的正常含量，造成细胞内与细胞外面的渗透压力的不平衡，这样就出问题了，造成一部分的细胞由于压力过大而膨胀，而有些细胞就没那么幸运了，就会因为压力太大而自爆了。

这个过程在现代医学上就叫作低钠血症。而低钠血症的出现不仅会导致高压，而且会呕吐、头疼，甚至会因为脑部细胞的压力过大崩溃而造成昏迷或死亡。而这一切的始作俑者却是平淡无奇的水。这也是为什么大家观看 NBA、奥运会等一些高水平的竞技体育，运动员喝的并不是水，而是经过调配的电解质饮料。

在中医理论中，不适宜地摄入水，留滞在体内，就形成了"水毒"。人体的五脏：心、肝、脾、肺、肾传统上的五行进行相配，心主火，肝主木，脾主土，肺主金，肾主水，其中脾与肾两个脏器与水毒有莫大的联系。脾主土，而五行的相生相克的关系是土克水，这就是成语"水来土堰"的含义，而水摄入过多，土没法克水了，就会造成洪水滔天，水泛滥成灾，水毒也就产生了。

最明显的症状就是胃部有拍水的声音，用食指中指轻轻叩击胃部会听到"啪嚓啪嚓"的声音，这就是水停在胃中的水声。有些女性是敏感体质，如果水喝多了，似乎就有一种呕吐感、眩晕感，人体的自然本能是想通过呕吐把多余的水排出去，这跟发热一样是属于人体的自然本能。有些还会出现心下痞满的症状，心下指的就是胃这个地方，痞满就是不通，就是感觉胃这块地方怎么都不得劲儿，闷闷的挺难受的，这就是饮水过多，超过脾这个土所能承担的能力，对人体造成的负面影响。并且现代看来，脾不好的女性很多，很多女性都是有些食欲不振的，这如何还要求一天八杯水呢？同样肾主水，所以水液量太大，会造成肾脏的负担，导致小便不利、小便量减少、小便次数增多的现象，严重的还会出现肢体沉重，甚而发生水肿的可能。

由此可以看出，每天八杯水并不是人人都要遵循的标配，每个人的先天禀赋不同，脾胃的功能、肾脏的功能也有差异，一刀切的方法，恐怕对你来说就是一个负担。

6. 夏日食姜保安康

Q: 都说"冬吃萝卜夏吃姜"有益健康，可是姜不是让人发热的食物吗？为什么大热的夏天要吃姜呢？

生姜是厨房中必不可少的调味品，烧鱼时放入几片生姜，可以去腥；炖羊肉时丢入几片，可以祛膻。如果仅仅把生姜当作一味普通的调味品，那就有明珠蒙尘之感。

生姜既可以作为调味品，更是一味中药，早在上古的《神农本草经》中就有生姜"味辛，性温，久服通神明"的记载。可见生姜是一味温热药，能发散风寒，温暖肌肉。现代医学的研究发现，生姜中含有姜辣素，有健胃的作用，能促进胆汁的分泌，帮助脾胃的消化。它能刺激血液循环的加快，使全身有温热的感觉，起到祛风散寒的作用。所以当人外感风寒，淋雨着凉的时候，可以煮点生姜汤，趁热喝下，一入嗓子，就有一股火辣辣的味道，静待片刻，浑身发热，然后微微出一点汗，些微的风寒因此而解，这甚是符合中医药中"简、便、廉"的特点。

在中国有史料记载最早的一道药膳就是记载于《金匮要略》中当归生姜羊肉汤，药只有三味，分别是当归、生姜、羊肉。当归补血，再利用生姜祛风散寒的特性来补阳气，羊肉是有情有血之品，可以补虚，加起来就有温中补虚、调和气血的作用，对女性的阳虚的体质来说特别适合。

而且生姜可以调配很多不同种类的药膳，加上大枣就是著名的姜枣汤，生姜味道是辛味，大枣则是甜甜的，在中医的味道合化理论中有"辛甘化阳"之说，说的是辛味的药物与甘甜的药物一起合化就有生发阳气的作用。另外"生姜是呕家圣药"，生姜的止呕作用在中药中是名列前茅的，大枣又有补血、补脾的作用。所以两味简单的药食同源的药物合在一起就有这么大的作用，加上点粳米，煮一锅粥，就特别适合女性脾胃虚寒，不思饮食，有时候还反胃呕吐清水的症状。

生姜对于女性来说也是一味不可缺少的良药，姜有温经散寒、破血逐瘀的功用。针对妇女常见的因为产后气血亏虚，经冷瘀血导致的恶露不行，少腹疼痛等病症有一首良方——生化汤，此方在中国的南方地区用得非常广，甚至把它作为产后的常规处方——里面把生姜用火炮黑，起到活血、通阳、化瘀的作用。对于严重折磨着

中药调理方

生化汤

功能主治：血虚寒凝，瘀血阻滞症。产后恶露不行，小腹冷痛。临床常用于治疗产后子宫复旧不良、产后宫缩疼痛、胎盘残留等属产后血虚寒凝，瘀血内阻者。

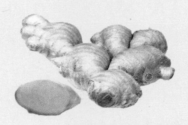

❖ 生姜具有发汗解表，温中止呕，温肺止咳，解鱼蟹毒，解药毒、驱散寒邪的作用。

主要成分：全当归、川芎、桃仁、干姜、甘草。

益母老姜汤

功能主治：暖胃暖宫、驱寒健体、肤色红润、缓解痛经。

主要成分：益母草、老姜、红糖。

女性的痛经症状，如面色苍白，出冷汗，手足厥冷，小腹剧痛，少腹吊痛等等这些痉挛性的疼痛，生姜都是可以减轻症状，驱除寒邪的一味良药。当代著名中医大师、时任中央保健医生蒲辅周先生，就有一道益母老姜汤，用益母草，煨老姜，红糖，煎水服用，对于多年的痛经往往有服之即愈的效果。

　　国医大师路志正先生，十分推崇孔子提出的"不撤姜食"的养生观点。路老认为生姜是调养脾胃，养生防病的必备之品，坚持吃了 40 年。他推荐把生姜切片或切成细丝，放入醋中浸泡 1 周，每天早晨吃上两三片，有温胃散寒，促进血液循环，预防动脉硬化的作用。生姜是发散药，醋是收敛药，用醋来泡姜，可以防止生姜的发散性太过，泡后使用，更加有益于健康。

　　民间有"冬吃萝卜夏吃姜，不劳医生开药方"的说法，为什么冬天天气寒冷而要吃萝卜，夏天天气如此炎热还要吃温热药生姜呢？这是因为冬季严寒，大家都把身体捂得紧紧的，开着暖气、空调，长时间下来，体内就积攒了过多的热邪，虽然在冬日，亦会生温热病，所以防患于未然，吃些偏凉一点的萝卜，去去热邪。同样的道理，在炎热的夏日，大家都是汗流浃背，食用冷饮、西瓜，睡着冷气房间，这时候人最容易中寒邪，吃点生姜，护一护阳气，驱散一下寒邪。这就是"上医不治已病，治未病"的思想。

　　如今，各种养生文章满天飞，似是而非的理论很容易迷惑大家的双眼，对于生姜有一种说法是"生姜应该早上吃，晚上吃生姜赛砒霜"，这是经不起推敲的。这种说法的意思无非是早上阳气升发，生姜有发散的药性，所以顺应着四时，有益健康，而到了晚上，阳气收敛，这时候如果再吃具有发散性的生姜就违背了四时，影响阳气的收敛了。从这个角度来说，是正确的，中医的传统理论就有天人合一的观念。不过赛砒霜是严重夸大了，古代的人都是日落而息，如今城市化社会又有谁真的能做到日落而息呢？岂不是大家天天都吃砒霜了？另外，如果感受风寒、头痛、发热、咳嗽，这时候就不应该理会是白天还是晚上，而是"有是证，用是药"，喝点姜汤发汗一下，就不应该拘泥于上面这种说法了，反而耽误身体。

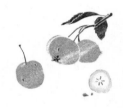

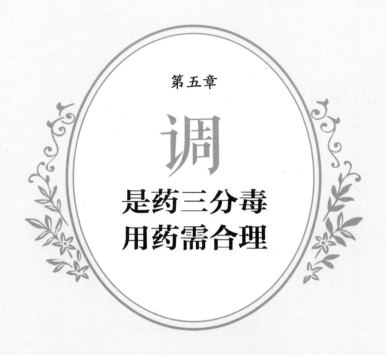

第五章

调

是药三分毒
用药需合理

　　俗话说久病成医，感冒了自己去药店买些治感冒的常用药吃；觉得身体虚了，就照着一些方子买一些中药来喝；阿胶也成了人们普遍认为的补药……可是中药虽然副作用小，但并不是没有副作用。很多人就是因为没有认识到这一点而乱吃中药。是药三分毒，用错药可真不是开玩笑的。

1. 滥用中药的危害

K: "是药三分毒"，中药也是有毒副作用的，不可以随便吃。

　　1991 年，在比利时发现了一种奇怪的肾病，其特征是肾脏纤维化、萎缩，肾脏最终缩小到只有正常肾脏的 1/3，除了行肾移植，没有任何办法可以治愈。布鲁塞尔一家医院的医生范赫维根在治疗两个患了急性肾衰竭的年轻女患者时了解到，她们都服用了一家减肥诊所提供的减肥药。他怀疑这种减肥药就是病因，随即展开了调查，发现共有 70 个急性肾衰竭患者都服用过同一个减肥诊所提供的同一种减肥药。这些患者的症状都类似，肾脏纤维化、萎缩，出现尿毒症，必须换肾或终身做血液透析。

　　因为担心肾脏会出现癌变，医生建议这些患者把肾脏和尿道都切除，有 39 个人同意做切除手术，其中有 18 人已患了尿路上皮癌，还有 19 人的尿路已有癌变前兆。后来比利时的研究人员证实，正是这家减肥诊所的中草药减肥药方中的马兜铃酸对肾脏造成了不可逆转的损伤。消息爆出，世界医学界发现多例因为服用中草药引起的马兜铃酸肾病的病例。在世界医学史上把比利时研究人员发现马兜铃酸会导致肾脏损害的中草药型肾病称为"比利时肾病"事件。消息传到国内，引起了很大的反响。

这下国内的一些人开始对中医产生了怀疑。其实并不是用中药就一定不会对人体产生危害。在医学领域不仅有"中草药肾病"，还有"药物性肾损害""药物性肝损害"等一系列与药物有关的疾病和损害的概念。

很多国人以为中药是无毒的，是副作用小的，其实这是一个错误的观点。中医理论中从来就没有说过中药是无毒的。中医理论认为，人之所以生病是因为人体的阴阳不平衡，治疗疾病的目的就是使得阴阳恢复平衡状态。入药的金石、草药、动物药等均得天地的一偏之气，要么偏阴，要么偏阳，就是靠着药物的一偏之性来治病救人。附子有剧毒，但是心衰的病人，脱阳的病人，必须得服用附子，这个时候附子就是救命的灵丹。绿豆无毒，清热解毒，夏天常吃能下火，但是不对人体辨证，不恰当地吃绿豆或者常吃绿豆均可导致脾阳被败坏，腹泻、呕吐随之而来。所以说什么是中药？只有在中医理论的指导之下，通过辨证，利用天地间所生的一切动植物、矿物的一偏之性来纠正人体的一偏之失的才是中药。

在临床上可以见到有些人一上火，便拿出龙胆泻肝丸出来吃，结果吃着吃着就吃出个"药物性肾损害"，还有些牙疼的以为上火就吃牛黄解毒片，因

为里面含有雄黄，所以吃出个砷中毒。有些人靠吃减肥药，但是你问她知道减肥药的成分吗，她说不知道，你不知道的就敢往嘴里送？结果不良奸商的减肥药中主要依靠大黄来泻下，吃着吃着吃出个结肠黑变病。因为大黄主要含有蒽醌类物质，直接导致结肠上皮细胞的凋亡，引发黑变病。

龙胆泻肝丸治疗肝胆实火，所以用苦寒的药物，并且用寒凉药有个原则就是"中病即止""大毒治病，十去六七"，肝胆的实火消得差不多就不用了，因为苦寒会伤人体的阳气。哪有一见火，不问是实火、虚火、肝火、胃火的就闭着眼睛瞎吃药的呢！

减肥，也要看体质，有些是阳虚，水液不化，看起来是虚胖，手一摸肥肉浑身乱颤的，这种就是有痰饮水湿之类，应该健脾，用补阳的方法来治疗，通过提高人体的新陈代谢，甲状腺激素的分泌去治，一味地用大黄就犯了"虚虚之戒"。特别是甲型 H1N1 流感逼近的时候，不少消费者不管三七二十一，拎着一袋袋的板蓝根回

家，全家老小一起喝来预防甲流。这整个一瞎胡闹，连甲流这个病邪最基本的什么性质都不知道，只知道板蓝根清热解毒、清热解毒的"毒"与甲流的"毒"可是两码事，并且板蓝根属于寒凉药，首先就克人体的阳气，体质虚寒的喝了会肠胃不舒服，小朋友喝了就阻碍生生之气。这些都是胡乱用中药、滥用中药的结果。

所以，大家首先要建立一个"是药三分毒"的思想，不要乱用药，对于体质的改善，疾病的治疗，应该去咨询专业的医师，在中医理论的指导之下合理使用。把中药可以随随便便用的这个观念扭转过来。

中药调理方

龙胆泻肝丸

功能主治：清肝胆，利湿热。用于肝胆湿热，头晕目赤，耳鸣耳聋，胁痛口苦，尿赤，湿热带下。

主要成分：龙胆、柴胡、黄芩、栀子、泽泻、木通、车前子、当归、地黄、炙甘草。

2. 感冒用药地雷多

Q: 每次一感冒医生就让我输液，导致现在吃药都不管用了。经常输液对身体有什么坏处呢？感冒药能随便吃吗？

感冒算是人类的"老朋友"了，世界上恐怕没人没得过感冒吧。于是就见怪不怪了，有些人久病成医、无师自通："这感冒还不简单，多喝热水，多休息，实在不行到医院输点液。""咳嗽了吃点抗生素，不就得了。"我想这是大多数人对待感冒的看法，遗憾的是这些都是地雷，可能有的人已经踩了不止一个了。

"感冒"里面的"冒"字有"触犯"的意思，在自然界中你触犯到了什么，身体感而受之，便得病。"风为百病之长"，人生活在风气之中，空气中有各种看不见的细菌病毒，不断侵袭人体，若是体内正气不足，那么邪气乘虚而入。由于每个人的体质属性不同，若体质偏阳性，就会化生风热感冒，若是寒性体质，就会变成风寒感冒。可见风寒、风热是泾渭分明的两种证型，因此对应的也是两种不同的中医治法。

对于风热感冒，采用辛凉解表法。什么是辛凉呢？大家泡的薄荷茶里的薄荷就是一味辛凉的中药，薄荷糖含在嘴里就凉飕飕的，凉以去热，辛以祛风，辛味可以开通腠理，通过发汗把风邪疏散出去。而风寒感冒就采用辛温解表法，最常见的就是生姜了。风寒感冒如果采用辛凉解表的中成药，比如银翘解毒片、桑菊饮之类就会雪上加霜，冰伏其邪，本来风寒的邪气需要疏散，可是进来的尽是些凉性的中药，寒邪得不到发散，就会郁结在体内，缠绵不愈了。

特别是对女性来说，如果感冒风寒的时候恰好处于经期，这时错误地服用银翘解毒片之类的凉药就会把寒邪引入"血室"。在张仲景的《伤寒论》中就有"妇人中风，七八日续来寒热，发作有时，经水适断，此为热入血室，其血必结"的记载，说明女性在月经期间感受风邪，由于误治，把寒邪引入胞宫卵巢，结果打乱了月经规律，月经就戛然而止，此时经水与寒邪相互胶结，就会引发小腹疼痛，神志不清，胡言乱语的症状。《伤寒论》中用小柴胡汤进行治疗，这个时候证型就变了，不是简简单单的一个感冒风寒了。

因此风寒、风热感冒的辨证要清楚。风寒感冒常见浑身怕冷、无汗、发热头（多半是后脑部位）痛、肢体酸痛、咳嗽、吐稀白痰，这个时候可以用葱豉汤来治疗。葱就是葱白，切葱的时候会流泪，气味有点刺鼻，这就是辛温之味；豉就是豆豉，使用黑豆发酵而成，富含植物性蛋白，碳水化合物，维生素类，营养很丰富。两味药加起来一起煮，一方面有辛温的帮你发散风寒，一方面还有营养丰富的帮你补足正气，增加抵抗力。正合"辛温发汗"与"正气存内邪不可干"的内经明训。

中药调理方

小柴胡汤

功能主治：和解少阳，和胃降逆，扶正祛邪。

主要成分：柴胡、黄芩、人参、清半夏、炙甘草、生姜、大枣。

葱豉汤

功能主治：治疗风寒感冒初起，具有通阳发汗的功效。

主要成分：连须葱白、淡豆豉、生姜、黄酒。

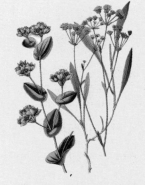

❖ 柴胡主治心腹肠胃中结气，饮食积聚，寒热邪气，推陈致新。久服轻身、明目、益精。

到药房可以选用风寒感冒颗粒等中成药，例如正柴胡饮之类。风热感冒就截然不同，风寒感冒是浑身怕冷，风热感冒则是不怕冷或微微有点怕冷，随着病程的进行，慢慢就转变为不怕冷而怕热了，也有头痛的症状，不过痛的部位多为前额，并且还伴有发胀的感觉。咳嗽吐痰是呈略黄色的，这是痰已化热的标志。另外口干想喝水，这是风寒感冒少有的，并且还伴有喉咙疼，嗓子哑。这时候选择中成药就可以选择桑菊饮、银翘解毒片、板蓝根冲剂等辛凉的药物。如果自己分辨不清楚，一定要请医生看看，不要乱吃药。

感冒的时候常常伴随发热，其实发热是一件好事情，能发热说明你体内还有正气，它们可以和邪气有一争之力，如果连一点热都不起的话，那就说明你的正气已经偃旗息鼓了，那就坏事了。

风寒伤人轻的，病邪仅仅停留在人体的肌表上，这时候会发热，有时候会高热，这说明你正气充足可以抗邪，此时用点疏散风寒的药物，如葱豉汤之类，就会"体若燔炭，汗出而散"，一阵汗出来，高热立马就解了。

风寒伤人重的，多见于体质虚弱、阳气不足的，而风邪也是会专门挑软柿子捏的，就直入人体的内部，直接进入到足少阴肾里面，这时候反而不会发热了，不过偏偏不能轻视，而要高度重视，这时候人体因为正气不足，出现"但欲寐"，老是昏昏欲睡的，一叫就醒，醒了又入睡，神智都有点不清了，用药就不是普通的辛温发汗所能解决的，得用大辛大热的附子。附子有剧毒，不过高温煮过就变为无毒，只剩下纯阳之性，利用附子的纯阳来回阳救逆，补充肾阳，把直入到肾里面的寒气给逼出来。

所以，发热与否是人体正气的晴雨表。而很多人不明所以，把发热当作人体最大的敌人。很多庸医也把激素当作退热的"灵丹妙药"，有点体温不退立马就把激素用上，体温立刻就会降下来，给病人觉得"医术真高"的错觉。其实这种激素退热的办法危害极大。激素类的退热原理不是通过杀灭细菌，也不是通过消灭病毒，而是采用压抑人体免疫系统功能的办法来退热，这种削足适履的办法本身就是错误，暂时退热，激素效果过后发热会立刻反弹。长期或者短时间内大剂量地注射激素，可以引起肥胖、骨质疏松、骨质坏死等病症。

另外在治疗感冒时滥用抗生素与静脉注射也是一大弊端。感冒的发生多由于病毒引起，抗生素对病毒无杀灭作用。从中医的角度看抗生素是寒凉之品，与黄芩、黄连、大黄、金银花等属同类，与静脉输液一样，大量的冰水夹杂着寒性的抗生素直接灌注到静脉中，直接降低人体的体温，陡然进入大量的水液，需要脾阳的布化水湿，肾阳的温煦蒸腾，在外有风寒之邪，内有寒冷水湿的内外夹攻下，人体的阳气损耗得更多。在输液室经常可以看见输完液面色苍白的年轻女性。

另外，静脉输液中的药物由于制作工艺水平的问题，里面夹杂着很多大分子物质，较难溶于水，易形成不溶性的微粒，阻塞毛细血管，引起过敏反应。而口服药由于经过消化道的完整吸收过滤，就不存在这类问题。因此，能口服就不打针，能打针就不输液，这是合理用药的基本常识，切忌误以为输液好得快而失去理性。

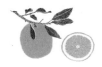

3. 上热下寒须引火

Q: 按照中医理论，口腔溃疡是热证，下身冰凉是寒证，这么矛盾要怎么来治疗呢？

在临床上有一类病症统称为"上热下寒"，顾名思义就是人体的上半部是上火的状态，下半身却是寒冷态。这时候如果一味清火，则下半身更加寒冷，若是光顾着下半身的寒象用温热药则上半身的上火症状会更加严重。治疗起来，两头都不讨好，到底是该寒还是该热呢？

有个最能体现上热下寒病机的就是顽固性口腔溃疡了。顽固性是说明溃疡的不断复发，发作时疼痛很厉害，影响进食、饮水。用西药可以使得溃疡面愈合，但是不久仍然会复发。用清热解毒的中药来治，结果溃疡不见减轻，还会腹痛、腹泻。这就是典型的上热下寒的症状。

上热指的是溃疡的不断复发，发作时局部有灼热感，口干口苦，面部有烘热感，喜欢用凉水来润湿溃疡面获得冰凉感来减轻疼痛。下寒指的是撇去上焦有热的现象，从整体来看却有手足冰冷、大便溏泻、双膝冰冷、神疲体倦的表现。

那么怎么样去治疗呢？可以用"南水北调"的思路，把上面的火引下来，上面无火自然上火症状消除，由于火归宅窟，自然下焦的寒冷就能得到温暖。这就是中医俗称的"引火归元"。

其实这个火并不是实火，并不是俗称的那种因为吃辣椒、吃火锅导致的上火，而是一种虚火，这种虚火其实是人体肾中命门所藏的真火。肾为先天之本，就是因为里面藏着人体的元阴元阳，平时健康状态下是阴阳平衡的，《黄帝内经》中讲"阴平阳秘，精神乃治"，可见阳气在正常状态下是需要秘藏的，就像一个太极图的阴阳鱼一样，相互缠抱。如果体内阴寒太盛，就会逼阳于外，阳气就如同一只船，阴气就恰如水，水涨船高，正是因为阴气太盛，所以阳气才会浮越于外。造成上部上火，下部虚寒的症结。

既然知道了症结，那么很明显的，对于该病，用清火药是完全错误的，药愈寒，则火愈外浮，上火的症状更加厉害，而是应该用温热药，以热制热。中药里面热性最大的当属硫黄，硫黄有"火中之精"之说。在古代，花匠为了让花在冬日严寒中开放，就在根下埋上硫黄，借着火力，可以不惧严寒，造成百花齐放。不过由于炮制很难纯净，就会有毒，故临床上口服的基本不用，最常用的就是附子与肉桂了。附子是大辛大热有毒的，不过高温煮后，只留下纯阳之性转变为无毒。肉桂与厨房中的桂皮是同一种，只不过质量有高下之分，中医处方用肉桂均写作"官桂""紫油桂"。用这两味药物，直入下焦，由于同气相求，引动上焦浮越在外的"真火"下行，故曰引火。"阳无阴，则孤阳无以

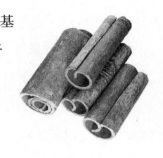

❖ 桂皮味辛甘、性热，入肾、脾、膀胱经；有补元阳，暖脾胃，除积冷，通脉止痛和止泻的功效。

附丽"，同时为了让引下来的阳气有所依附不再虚浮，本着阴阳互根的道理，所以再配上补阴的药物，去"阴中求阳，阳中求阴"。补阴的药物莫过于六味地黄丸了，所以两种配方合在一起，便是桂附地黄丸。桂附地黄丸是临床上用于引火归元的常用中成药，

中药调理方

桂附地黄丸

功能主治：温补肾阳。用于肾阳不足，腰膝酸冷，小便不利或反多，痰饮喘咳。

主要成分：肉桂、附子、熟地黄、山茱萸、牡丹皮、山药、茯苓、泽泻。辅料为蜂蜜。

即使不用这个方子，也是用这样的思路，去以火治火，以热制热来治疗上热下寒。

上热下寒只是一个病机，临床上的疾病并不局限于口腔溃疡一种，比如女性经常见到的即使手脚寒冷，却依然长痘痘；有寒有热、上热下寒型的痤疮。只要是虽然局部上火，但是总体来看是虚寒的病机，均可以用"异病同治"的理论，用引火归元的思路去解决问题。

那么上热下寒除了明显的上焦有热下焦有寒以外，根据《李可老中医急危重症疑难病经验专辑》中提到的还有一些细微之处可以辨别。一是双膝很冷，虽然大腿、小腿温度如常，唯独膝盖感觉冷。二是随时令的变化明显，如日出病变，日中病甚，日落病缓，夜里病愈。三是有烘热感，自觉有股热量从腹部、脚部、下脐上攻头面。四是嘴

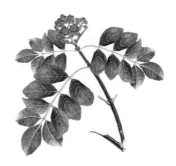

❖ 吴茱萸其性味辛苦，有散热止痛、降逆止呕之功，用于治疗肝胃虚寒、阴浊上逆所致的头痛或胃脘疼痛等症。

不渴，或者虽然渴但是喜欢饮热水且饮的不多，尿多，且不黄。这些兼证是李可老中医的一家之言，这里仅供大家参考。

另外，引火归元还有一种法外之法，方外之方，就是吴茱萸或者上肉桂磨成细细的粉末加醋调和成膏，贴在脚底涌泉穴可以对上热下寒引起的一些症状如口腔溃疡、失眠、命门火衰、夜尿频多等起到一定疗效，对于病情发展不严重的甚至可以一贴而愈。

4. 手足冰凉怎么办

Q: 每到冬天，手脚都会冰凉，穿得比别人多也不管用，有什么好办法改善这种状况吗？

有很多女生，甚至上了年纪的女士，一到冬天就为手脚冰凉而烦恼，甚至阿胶、四物汤之类的也服用了不少，但是丝毫不见起色。本来满怀希望地喝下一服服汤药，可是换来的结果却如泥牛入海一般，毫无动静，让人不免心中生疑：中医竟然连这个小毛病也无可奈何吗？

其实，手脚冰凉不是什么了不得的大病，亦不是疑难杂症，治疗好久毫无效果无非是治疗方法、方药不得法的结果。

手脚冰凉到底属于何病？在中医里面，属于厥证，《黄帝内经》中称之为"寒厥""四逆"。在这里不得不提到中医医圣张仲景。张仲景为东汉时期的长沙太守，他博采众方，融会当时百家之学，加上丰富的医疗经验，集前人的智慧，撰写了至今学习中医无人不学的一部宝典——《伤寒杂病论》，只不过当时东汉战火频繁，生灵涂炭，用竹简写成的《伤寒杂病论》散失了，直到宋朝被太医院从皇家书库中检索并重新修订，分为了《伤寒论》与《金匮要略》才得以传世。

《伤寒论》中有 113 方，方方皆是精华，被后世尊称为经方。日本有汉方之说，日本政府健康保险承认的 217 种中药中张仲景的方子几乎全部录用。各位去日本购买的汉方药中有不少就是张仲景的方子，国人耳熟能详的小柴胡冲剂即是一例。

各位的手脚冰凉其实早在 2000 多年前，已经被张仲景所解决。《伤寒论》351 条谈的就是这个问题。"手足厥寒，脉细欲绝者，当归四逆汤主之"。

谈完方药，来说一说机理，一般来说，女子手足冰凉的这个症

中药调理方

当归四逆汤

功能主治：温经散寒，养血通脉。

主要成分：当归 150 克，桂枝 150 克，芍药 150 克，细辛 150 克，甘草 100 克（炙），大枣 25 枚，通草 100 克。

状属于长期症状，冬天一到就手脚冰冷明显是属于虚寒，从体质上讲，多呈现出面色苍白，指甲颜色很淡，口唇不红等，多半还伴有痛经、腹痛。从气血上来讲，面色苍白，口唇色淡，多半有贫血，接近于中医上的血虚，其实血虚寒凝便是其中的关键。那么采用经方中的当归四逆汤，便是对症下药：当归补血，桂枝温暖血液，细辛透发寒邪。

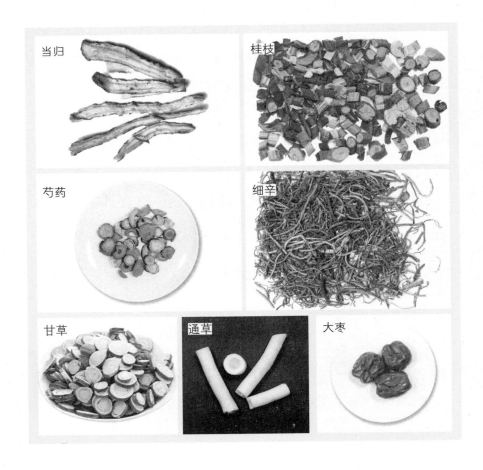

　　那为何阿胶无效呢？阿胶不过是补血，没有驱除寒气的作用，而四物汤作为补血的通剂，有君臣佐使之分，其中的熟地稍嫌滋腻，难以消化，川芎不过加快行血，不及桂枝与细辛的透发作用。

　　从现代医学分析，手足冰凉，是末梢循环障碍的问题，心脏泵出血液，供给五脏六腑，四肢末端，如果血行不畅，血液温度低，自然鞭长莫及，末梢循环障碍就产生了。所以就需要疏通血管，提高血液温度，让血液能够带着温度到达四肢，这也就是为什么西医上"雷诺综合征"用当归四逆汤屡试屡效的原因。

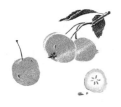

5. 阿胶怎么吃才健康

Q: 阿胶是对女性很滋补的一味中药，那是不是谁、什么情况下都可以吃呢？

"阿胶甘温，止咳脓血，吐血胎崩，虚羸可啜。"女子以肝为先天，补血、美容、养颜就是每一位女性张口即来的熟络话。而阿胶就是一味滋补养血的名贵中药，已经有2000多年的历史。现代医学研究发现阿胶能促进造血功能，提高人体免疫力，有耐缺氧、抗疲劳的功能，有助于防治包括癌症在内的多种疾病。但是好药也要会吃才行，合理地利用药材也是关键的一环。

由于阿胶的制作工艺是驴皮不断煎熬出胶，在文火慢慢浓缩的过程，所以新鲜制成的阿胶是有"火毒"的，人吃了就会上火，出现口舌生疮，皮肤肿胀的现象。所以从中药的炮制来看，陈阿胶才是可服用的阿胶，一般是以摆放三年为主。但是现代人利欲熏心，只管挣钱，不管质量，所以市面上也可能买到新鲜的阿胶，甚至有些不良厂家让消费者误以为新鲜的才是最好的，结果买回去贻害无穷。所以在辨别购买时，注意陈阿胶是呈现暗色，质地脆弱，用力碰击发生碎裂。而新鲜的阿胶则相反，是久击不碎的。

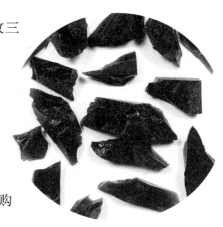

❖ 阿胶具有补血，止血，滋阴润燥的功效，是以驴皮为主要原料制成。

另外阿胶性纯补无泻，在体内有邪气留存的时候是不宜使用的，比如有些女性有月经不调，经量过多，崩漏的现象，不去医院找正规的医生诊视，自觉失血，唯恐身体体虚，就进补阿胶，以为万事大吉。殊不知，月经不调可能是因为有寒邪，也可能是因为热邪。经量过多、崩漏等的病机不一定是虚，也有可能是热邪迫血外溢。这时，再进补阿胶，就会"闭门留寇"，会加重病情。所以不明辨病机，不搞清楚致病的原因是什么，就贸然进补，后果反而会不堪设想。在感冒、外感风寒、咳嗽、腹泻期间是不能服用阿胶的，应该等待病愈，体内无一丝外邪的时候，才能放心进补。

在进补时，由于阿胶性属滋腻，凡是滋腻的药物脾胃消化起来都比较费劲。"脾为后天之本"，所以当你平时吃饭吃多一点就胃部发胀，感觉胃痞，堵着难受的，大便黏腻不爽的，平时消化不良没有食欲的，就不要吃阿胶了。还有些小姑娘平时不吃饭，血色素低，没气力，经血不调，指望着吃点阿胶去养血调经的那更是开玩笑。记住"五谷为养，五果为助"，世界上真没有什么灵丹妙药能代替一日三餐给脾胃的滋养的。

服用阿胶也是有讲究的，一般是不入煎剂的，因为阿胶属于胶体，黏附在煮药罐上就焦了。现今一般采用的是打成粉末，加入开水冲服，这也是可以的。若是加入黄酒效果更佳，因为不仅能掩盖阿胶的腥味而且能给脾加一把力使它运化得更好一点，更能降低因为阿胶滋腻造成的胃呆、腻膈的影响。

6. 滋肝补肾枸杞子

K: 枸杞可以算得上是一味神奇的药材，对女性的保健更是非常有帮助，因此滋肝补肾可以长期吃枸杞。

在中药里面如果有一味药不仅能滋阴，而且能补阳，不仅能补气，而且能生血，甚至还能降火和祛湿，那恐怕真的是人间的仙丹了。你肯定会疑惑，真的有这么好的药吗？当然是有的，而且是药食同源，老少皆宜，童叟无欺的，它就是枸杞子。

在《本草汇言》中就记载："世俗但知道补气用人参、黄芪，补血用当归、熟地，补阳必用桂枝、附子，补阴必用知母、黄柏，降火必用黄芩、黄连，散湿必用苍术、厚朴，祛风必用羌活、独活、防风。殊不知枸杞能使气可充，血可补，阳可生，阴可长，火可降，风湿可祛，有十全之妙用。"

枸杞子还有一个带有传奇色彩的故事。传说北宋年间，有官员到山里巡视，途中看见一少女用鞭子抽打一个老太婆，老太婆不仅不反抗而且还唯唯诺诺。官员见了甚是气愤，便上前问话。原来这位少女不是少女，已经200多岁了，打的是自己的女儿。官员听了感到很惊奇，问她为何能活到200岁，且还青春常驻。她回答说："无他，只不过每日吃枸杞而已，这个女儿就是因为不肯吃枸杞，因而老态龙钟，故此管教。"

后来这个带着神话色彩的故事广为流传，枸杞子就又名"打老儿丸"了，并且在《本草纲目》中还记载一个方子名曰：地仙丹——用的就是春天的枸杞苗，夏天的枸杞叶，秋天的枸杞子，冬天的枸杞根，四味研末做成丸药而已，据说能让人健步如飞，百岁而不老，成为"地仙"。古代那时候可没有什么病毒营销的概念，不会"博眼球"，这些历代关于枸杞子的传说就像社会学上的田野调查一样帮我们从多个角度来了解枸杞子，至少证明在延年益寿、美容养颜上枸杞子具有独特的优点。

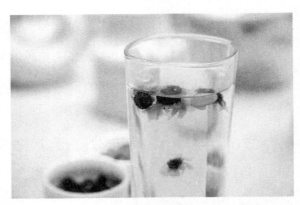

❖ 枸杞菊花茶可以清肝明目、清热祛火、降脂降压、润肠排毒、缓解眼睛干涩以及视疲劳。

枸杞子是枸杞树的果实，色红，如葡萄干一样大，以产自宁夏的枸杞子为道地药材。枸杞树全身皆可入药，枸杞根就是中药中的地骨皮。而早在中国第一本的本草著作《神农本草经》中就有枸杞子"久服，坚筋骨，轻身不老，耐寒暑"的记载，列为本经上品。枸杞子最为大众所知的作用就是有养肝明目的功能，在民间经常用枸杞子与菊花泡水当茶饮，来清肝明目，对视物不清、视觉疲劳、飞蚊症均有疗效。如尽人皆知的六味地黄丸加上枸杞子与菊花两味药就是杞菊地黄丸，在六味地黄丸衍生出的一大类中成药中也能占得一席之地。

"肝开窍于目"，枸杞子清肝明目的功能是通过滋补肝肾来实现

中药调理方

杞菊地黄丸

功能主治：用于肝肾阴亏的眩晕、耳鸣、目涩畏光、视物昏花。

主要成分：熟地黄、山茱萸、山药、牡丹皮、茯苓、泽泻、枸杞子、菊花。

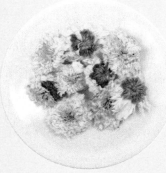

的。枸杞子的滋补是润而滋补，并不霸道，且能除热、退热，并不是用寒凉之物来"以寒克热"，而是通过滋阴的方式来补充人体的"元阴"。正如内经上说的"壮水之主以制阳光"，水足了，自然就慢慢退热了。

民国时期著名中医大家张锡纯就亲身体验过枸杞子的妙用。在他的《医学衷中参西录》中自述，由于他身体略胖，属阳热有余之体，自从50岁以后，无论冬天、夏天，每晚睡觉前都在床头放一壶凉水，每次睡觉醒来，觉得心中燥热就饮凉水几口，到天亮的时候，水就基本喝光了，后来每晚睡前嚼服枸杞一把，凉水就可以少喝，且早上起来觉得心中格外镇静，精神格外充足。这次体验与张锡纯后来号召大家口嚼枸杞子来祛病延年不无关系。

另外，在民间谚语中枸杞子还有"离家百里，不食枸杞"的说法，指的是枸杞子有温补肾阳，提高性功能的作用。现代研究也证实枸杞可以提高体内的睾丸酮的含量，由于能滋补肝肾，补益人体精血，所以是治疗女性卵巢老衰的重要药物。卵巢老衰指的是女性在40岁以前，因为卵巢功能衰退出现的持续性闭经和生殖器官的萎缩。由于卵巢是女性的性腺器官，影响雌性激素的分泌，如果老衰在临床上会出现闭经、不孕不育、不同程度的潮热多汗、情绪波动、头晕失眠、性欲下降等卵巢功能低落的类更年期症状，并且此病近些年来有逐年上升逐渐年轻化的趋势。

枸杞子能滋补肝肾，不寒不热，对于阴虚导致的缺少津液、失眠、潮热、腰膝酸软等均可以服用。由于它能补养人体的精血，所以对于女性贫血、月经不调等也非常适合。女性以肝为先天，"肝藏血""肝主情志，主疏泄"，女性思维的细腻，加上月经的失血，经常会有肝气不舒、两肋发胀、心情抑郁、无故烦躁的症状，这些都需要从肝着手进行调理。枸杞子不寒不热，滋补肝肾，既能补血，兼能调肝，肝血得到滋养，肝气就能得到控制，因而对于女性来说是平时保健的佳品，可以长期服用。

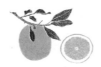

7. 百草之王话人参

K: 人参最大的功能就是补气，但也不能随便吃。人参用得不对，就像砒霜一样，杀人于无形。

人们常说东北有三宝：人参、貂皮、乌拉草。人参是三宝之首，能够补气生津，是非常名贵的中药材，在老百姓中可说是名气响当当，是心目中的"大补之药"，能够"起死回生"。

早在中国最早的药学专著《神农本草经》中就有人参的记载，被列为上品，有着"久服轻身延年"的美誉。中国文化中，认为人是万物之灵，植物的根能够化成人形，自然里面蕴含着灵气，拿来服食，自然会有不可思议的神奇作用。

《本草纲目》记载：在隋文帝的时候，在上党地区有一户人家，每天晚上都可以听到有人在房子后面呼叫的声音，前去查看，并没有人。后来在离房子大约一里远的地方，发现了一种植物，枝叶长得与众不同，在地上挖掘了 5 尺深的坑，才将这种植物挖了出来。它的样子就跟人一样有着四肢和头身。从此，就再也听不到房后的呼叫声了。这种植物便命名为人蔹，蔹是逐渐长成的意思，人蔹就是逐渐长成人形的植物。后来为书写方便便称为人参。这种关于人参的神奇传说在历代小说、笔记中屡见不鲜，更加深了人参在百姓心目中的地位。

　　人参现今由于种植方法，炮制方法的不同，有不同的称谓。正宗的野山参如今已经成为可遇不可求的珍品，因为需要四十年才能增加 30 克的重量，所以十分稀少珍贵。如今买到的人参大致属于移山参，是参农在人工的参圃内播下人参种子，待长成小幼苗再移栽到野生的自然环境中。移山参大致 10 年就可以采收，由于兼顾了人参的医疗价值与参农的经济利益，因此较为多见，各位在同仁堂、胡庆余堂等老字号的药店均可以看到包装精美的移山参。移

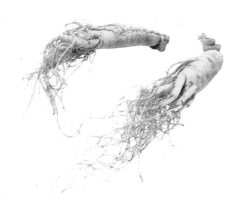

❖ **西洋参**：具有折叠益胃、中枢神经调节、保护心血管系统、提高免疫力抗肿瘤、促进血液活力、辅助治疗糖尿病等功能。

山参采收以后，若是直接晒干切成薄片，
多称为生晒参，若是先蒸后晒，此时
参体就会显现红色，因此称为红参。
这两种虽然称谓不同，不过都是一
个品种不同炮制的结果。

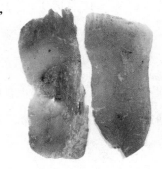

大家去中医院看病，经常在处方
单上看见的党参，虽然也有个参字，
但是与人参不是一个科属，因为相比

❖ 红参：用于体虚欲脱，肢冷脉
微，气不摄血，崩漏下血；心力
衰竭，心原性休克。

于人参的价格，比较低廉，加上具有相当的补气的作用，因此在
中药汤剂中十分常用。古代大部分用人参的处方现今已经由党参
代替了。到清代的时候，人参的大家族又增添了西洋参这个兄弟。
西洋参产自加拿大，美国等地，因为现状与中国的人参长得很像，
因此称为西洋参。西洋参补气的作用弱了点，不过止渴生津的作
用更胜一筹。还有一些冷门的参，比如太子参，与党参一样同样

❖ 党参：体质虚弱、气血不足、脾胃
气虚、四肢乏力、食少便溏、慢性腹
泻、肺气不足、咳嗽气促。气虚血亏
者宜食，慢性肾炎蛋白尿者宜食，慢
性贫血、萎黄病、白血病、血小板减
少性紫癜以及佝偻病患者宜食。

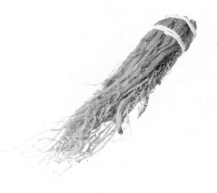

属于桔梗科，补气作用就比较低了，并不太常用。还有一些苦参、沙参之类的，已经是徒具参名，已无参实了，可说与人参的功用相差太远了。

人参最大的功能就是补气，气在中医中是个有点飘渺的词，有胃气，有营卫之气，有五脏之气，如肺气，脾气等。而人参补的是人体最重要的一种气——元气。元气是人身的本源之气，若是元气旺，则各种气皆旺。在古代，对于一些重大疾病，生命危在旦夕的时候，若是有二两上好的野山参，就能挽回元气，强心固脱，因此民间有"起死回生"的称赞。

看到这里是不是想吃点人参，也体会下滋补元气的滋味？且慢，在这里要给你泼一盆冷水。自古以来，中医界就有"人参杀人无过，大黄救人无功"的说法，意思是人人都喜欢用补药，不管对不对症，只要用上了人参，哪怕病告不治，也不埋怨；而人人都厌恶用泻药，哪怕用大黄救人一命了，却仍然没有丝毫的功劳。这些正是对那些喜欢温补、滋补的人的当头一棒。

中药只有在中医理论的指导之下才称得上是"中药"。用好了砒霜能救人，用得不对，人参就像砒霜一样，杀人于无形。哪些人适合用人参呢？对于一些体质虚弱的人群，易疲劳、长时间休息也不容易恢复的人群。这些人在中医上的分类为"气虚"型人。气是人体的推动力，若是推动力不足，自然懒言少气，喜欢坐着不喜欢运动，慢跑一会儿心脏就扑通扑通地跳；有些人便秘，每次上完厕所跟跑个马拉松一样，面色苍白，需要找个地方坐坐，休息一下。

这种便秘可不能使用一大黄、芦荟一类的泻下药，越吃越厉害，这是气虚型的便秘，正是因为气虚，无力推动肠道的蠕动，因而便秘。所以人参、党参之类的补气药用在这儿才是物尽其用了。

对于体质壮实、活泼好动、体内能量充足，甚至内有郁火的人，人参就不适合了，这时候一味进补，反而坏事。所以经常会有服食人参血压突然升高，流鼻血，甚至突发脑溢血死亡的人，均是没有辨证用药，蛮补的结果。

人参誉为百草之王，常服少量的人参具有保健的作用。新中国成立后，中医研究院的老前辈整理清朝宫廷的医案，发现从光绪二十六年十一月二十三日到光绪二十七年九月二十八日，慈禧太后为了身体保健，每日噙化人参一钱，连续服用了 331 天。我们可以效仿，以利于平时保健，提高免疫力，在正确的前提下，可以采用噙化人参的方法，把人参切成小薄片，含于口中，而后细嚼慢慢吞下，如果刚开始服食，有点虚不受补，可以从药性更为平和的西洋参开始，减缓气上升太过的弊端。

8. 水毒良药——五苓散

Q: 总是感觉口渴，却不能喝太多水，喝多了总会觉得想吐，这是怎么回事，有什么好办法来解决呢？

中国的哲学崇尚中庸之道，太过与不及均是不好的，这里的中庸并非大家误解的"老好人"式的中庸，而是寻求中道，不偏不倚，与自然和谐相处的中庸。

从这个角度讲中医的"中"，是把阴阳平衡合乎中道的哲学揉入到医学实践中的意思。而在传统的中药处方中也有一道方剂体现着"中的精神"，它就是五苓散。

五苓散是中医四大经典之一《伤寒论》里面的一个方子，药方不大，只有五味药，分别是茯苓、猪苓、泽泻、白术与桂枝。这个方子不过是利水渗湿的药，比如茯苓、泽泻之类，加上白术与桂枝而已，方药很平常，有什么厉害之处的呢？

确实，这五味药每一味单个拿出来都是很寻常的中药，但是一旦这五味药有机地结合起来，就变成了人体的水液调节剂。凡是体内的水液代谢出现异常均可以用五苓散来解决。

什么叫水液代谢异常呢？口渴就是一例。这里的口渴有个特点，要么是虽然口渴，但只拿水放到嘴里润一润就可以，喝得很少，因为喝下去会不舒服，再喝就要吐出来了；要么是饮不解渴，不停地喝水，不停地上厕所，似乎只要喝下去立马就变成了小便排出体外，苦不堪言。对于虽然渴但是不能多喝水的人来说，在临床上做一做腹诊，敲一敲上腹部会有咕咚咕咚的水声，他们喝水以后，水好像就一直停留在胃里，甚至有饱腹感。但是他们仍然口渴，嘴巴依然很干，为了解渴还是得喝，这就陷入一个循环的怪圈。对于饮不解渴，喝水就排尿的人来说，虽然喝下去的水不会在胃里停滞，但是却走向了另一个极端，存不住水了，就跟人体是漏的一样，无论喝多少的水都是白搭。

这两个症状彼此对立却又统一，因为里面有一个共同的病机就是水液代谢失常，膀胱气化失调。上焦的嘴巴干显示了机体发生了脱水，所以人体才饮水自救，但是胃肠道中却存有充足的水，两者泾渭分明，不能互通，由于不停地饮水，水迫于胃，使得胃气上逆就会发生水入则吐。有的虽然不吐，但是胃肠道中的水太多，不从上走那就只能从下走了，所以又会发生刚喝完水就忍不住要上厕所的现象，水液下趋，或从膀胱随小便而出，或从大肠从直肠而出，发生泄泻。

这样的症状就是水液代谢失常。五苓散就是对症之方。日本汉方大师矢数道明先生对五苓散有段精辟的论断："它能调节细胞及血液中的水分，血管外的水分，当体腔及组织内的水分平衡遭到破坏时，五苓散能将胃内及其他体腔多余的水分送入血液，滋润血液而止渴。"意思就是，五苓散是一味水液调节剂，体内蓄水闹洪灾了，可以把水泄掉，闹旱灾了，又可以南水北调，用多余的水液去滋润脱水的部分。浓缩成一句话就是，损有余而补不足。可见也秉承了"中的精神"。

我们看到很多女性，身材虚胖，那不是真正的胖，是一种水泡式的胖。这种人的特点就是肚子很大，腰部一圈圈"游泳圈"，屁股大、腿粗、脂肪在腹部、臀部堆积。显得人很臃肿。这就是"水

中药调理方

五苓散

功能主治：温阳化气，利湿行水。用于膀胱化气不利，水湿内聚引起的小便不利，水肿腹胀，呕逆泄泻，渴不思饮。

主要成分：茯苓、泽泻、猪苓、桂枝、白术。

胖子"，摸上去一层层的肥肉松松垮垮，其实都是体内代谢不掉停滞的水湿。这时就可以用五苓散来调节，将多余的水分排掉，达到减肥的目的。

还有些爱美的女性脸上长有色斑、黄褐斑，一般中医内调采用疏肝解郁，活血化瘀的方法来化斑。但是如果是早上起来经常脸浮肿，下部腿肿，同时脸上生斑的女性，这些色斑也是水毒的一种，是多余的水分沉积在面部而已，本着异病同治的原则，也可以用五苓散来泄水毒，水湿一去，自然斑块消失。

便秘也有五苓散大展拳脚的余地，如果饮水正常，肠道却见燥涩，大便坚硬难解，同时伴随水肿，有着一边水太多，一边水太少的麻烦，这也是可以借用五苓散南水北调的功能，去缓解肠道的干涩，利于便秘的解除。

所以在《医方集解》中有"通治诸湿腹满，水饮水肿，呕逆泄泻，水寒射肺，或喘或咳，中暑烦热，身热头痛，膀胱积热，便秘而渴，霍乱吐泻，痰饮湿疟，身痛身重。"可以说五苓散使用的范围非常广泛，所以只要是水饮停滞的病机，可以首先考虑五苓散。

9. 冒痘痘未必是上火，慎用寒凉药

Q: 脸上老是长痘痘，吃了好多下火的药也不管用，有什么治痘痘的好办法吗？

很多男生女生都被痘痘困扰着，长痘痘好像跟上火有着必然联系，毕竟每次一上火脸上就会冒出几颗痘痘。可是他们并不知道，长痘痘未必是上火惹的祸。

青春痘又名痤疮，是青春期男女青年高发的一种皮肤疾患。特别对于爱美的女生来说，这可是个关乎面子的大问题。从现代医学的角度分析，痤疮的发生是因为人体内部激素分泌的失衡，导致皮肤油脂分泌异常，堵塞毛孔，引发细菌感染，造成局部肿胀、发炎的现象。虽然痤疮这个小患目前中西医治疗的手段很多，但实事求是地说，疗效不咋样。西医的用药多以外用药为主，直接从局部改善痤疮丙酸杆菌的增殖，减轻毛囊皮脂腺导管的异常角化来发挥治疗作用，近期疗效不错，但是远期的疗效就非常糟糕了。

中医目前的治疗方法以服用汤剂为主，辅以针灸、面膜等。但是效果很不稳定，从根源上说，是对痤疮发生的病因病机的认识有一些偏差，用药经常是偏寒凉，导致疗效忽好忽坏，甚至有加重的可能。

经常有患有痤疮的女性前来咨询，说我去看医生，医生说我的痤疮是上火，所以服用清热泻火的中药，似乎有些好转，但是原本我手脚冰凉的现象更加严重了，吃多了汤剂还肚子疼，痛经也加重了，我本身是寒性体质，怎么会这么容易上火呢？吃温补的药也不是，吃泻火的药也不成，这该怎么办？我拿过方子一看，尽是些黄芩、枇杷叶、石膏、知母之类的凉药。这就是一种典型的误诊，因为这种痤疮的发生并不是上火，恰恰相反是因为体寒导致的。

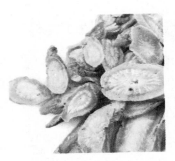

❖ 黄芩有清热燥湿，凉血安胎，解毒功效。主治温热病、上呼吸道感染、肺热咳嗽、湿热黄疸、肺炎、痢疾、咳血、目赤、胎动不安、高血压、痈肿疖疮等症。

总体来看，可以把痤疮的发生分为两类：一个是阳证，一个是阴证。阳证型的痤疮，表现为患处红肿高大，口干口渴，舌苔黄腻，便秘，小便发黄等一

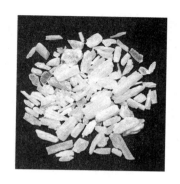

❖ 石膏具有清热泻火，除烦止渴。用于外感热病，高热烦渴，肺热喘咳，胃火亢盛，头痛，牙痛。

❖ 知母属清热下火药，主治温热病、高热烦渴、咳嗽气喘、燥咳、便秘、骨蒸潮热、虚烦不眠、消渴淋浊。

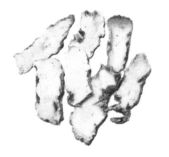

系列的症状，治疗时以清热为主，这个时候用黄芩、石膏、知母之类是对症的。

但对于阴证型的痤疮，却在临床上屡屡被忽视。这种类型的痤疮表现为痤疮虽然也有红肿高大的假象，但是细看便发现，痤疮皮损时颜色是暗红，并不显眼，皮疹多以结节、脓包型的为主，摸上去硬邦邦，久也不化脓，面部爱出油，嘴里经常有黏黏腻腻的感觉，经常感到身体沉重，容易倦怠无力，大便还经常不爽，或是黏腻，或是排便次数增加。还会有经常性的手脚发凉，尤其到了秋冬季节，衣服穿得虽然多，但是手脚仍然是不温暖的。对于女性，生理周期经常不准，特别是在经期的前后，是痘痘的爆发时节。

细细考究一下这些症状就发现是寒证，与上火是背道而驰的。这种类型的痤疮的发病原因在于本身的寒性体质，遇上风邪、湿邪，体内的阳气不足以抗邪，导致邪气在体内羁留，发为寒湿、痰饮等病理产物。虽然有些这类型的痤疮患者伴随着口干、口苦、口渴的现象，但是这并不是一个上火的指征，而是体内这些羁留的寒邪、湿气、痰饮等郁久而化热造成的上火的假象。因此对于这种类型的痤疮，若是被上火的假象蒙蔽，用一些清火、下火的凉药，会更伤阳气，只能使得体内郁结的寒气变得更加寒，郁结之处更加不通，症状或能一时减轻，最后的反扑却会更加厉害。这也是为什么很多女生，吃了这些汤药以后出现腹痛、腹泻、身体发寒的原因。

阴证痤疮的出现与不善于保养阳气有很大的关系，内受冰镇饮料、瓜果之寒，外受空调、冷气的戕害；加上夜生活丰富，晚睡特别普遍，一步步地蚕食体内的阳气；另外再加上抗生素的滥用，寒凉药的误用，进一步在体内灌输大量寒气，逐渐消磨阳气，使体内阴寒越来越盛，阴寒的产物不断凝结，而后致病。

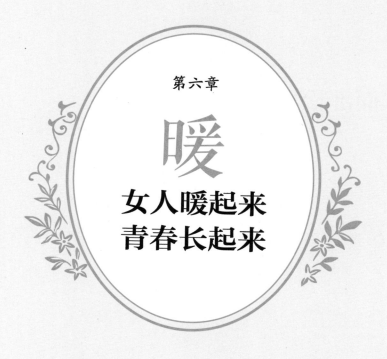

第六章

暖

女人暖起来
青春长起来

　　面部松垮、失眠多梦、减肥屡试屡败……一般随着年龄的增长，这些问题会越来越严重，使一些女性备受摧残。其实这都是体寒惹的祸，所以归根结底还是要从"温阳"上入手。女人暖起来，青春才会长起来。

1. 面部松垮怎么办

Q: 我还没到 30 岁，可是明显开始长眼袋了，这到底是怎么回事？有什么好的治疗方法吗？

女人最不希望看到的就是自己的面部松垮，因为皮肤紧致是女性年轻的标志，若脸上皮肤松垮，那就没有办法掩饰自己的年龄了。

面部松垮是皮肤松弛的一种，皮肤松弛会形成早老外观，虽然可以采用一些射频疗法、皮肤紧致术，甚至注射肉毒杆菌来改变这一状态，但也只能取效于一时，不久又会恢复常态，出现"眼袋""双下巴"，双面颊继续松弛的症状。中医讲"有其内必形诸于外"，外在皮肤的保养虽然是"面子工程"，但是想拥有健康不松垮的肌肤，必定是要内外兼修的，从整体入手，而不是"头疼医头，脚疼医脚"。换个角度思考，眼袋、双下巴的出现是你的身体在向你发出警告，一定是有什么地方出了问题。

中医治疗面部的疾病都从"阳明"入手，"阳明"指的是足阳明胃经与手阳明大肠经，《黄帝内经·素问》中有"五七阳明脉衰，面始焦"的记载，指的是35岁的时候，阳明经脉就衰老、气血不足了，所以人的面部就苍老得不能看了。古人的生活条件无法与现代相比，现代女性很多过了35岁依然"风韵犹存"，但是"阳明主面部"这个思想是不会变的。阳明指的是脾胃、大肠，那么宽泛地讲，阳明主要指代人体的消化系统。比如，眼袋在中医里属于下眼泡，上下眼泡都属于脾胃消化系统管辖，若脾胃消化系统有问题，则它所管辖的上下眼泡就松弛了，进而产生了眼袋。"脾主肉"，两个面颊肌肉的松弛自然也导致了双下巴，面颊肌肉没弹性等现象。出现这种现象，表明你的肠胃消化系统功能虚弱。

脾胃消化系统的问题多与饮食习惯密不可分，冰镇的饮料使很多女性爱不释手，特别是夏日炎炎，吃冰镇的食物似乎是理所当然。但是女性对冰冷的环境尤为敏感，又相较于男性更加缺乏运动，这些吃下去的"寒气"会较多地积聚在体内，等待发难。另外，夜生活很丰富，熬夜到三更半夜才睡觉，躺在床上玩手机的比比皆是，这些不正常的作息会造成生理上的过度疲劳，"劳倦伤脾"，就影响到了脾胃消化系统，脾胃受损，"脾主肌肉"，"面合阳明"，自然而然地在面部和肌肉上表现出来，随之而来的就是面部的松松垮垮和眼袋等的出现。

如果这时候，还不醒悟，只是一味寻找玻尿酸，外科整形之类的仅仅治标的方法，不从根本找原因，最后的结果一定是凄惨的。中医学上的治疗方法，凡是一切松弛的疾病均从脾胃入手，从健脾补气温阳的角度出发。比如著名的补中益气汤就是治疗胃下垂的特效药物。那么对待眼袋，面部松弛可以用一些补气的药物，如参苓白术散，一方面用来补气，一方面用来利湿排水，因为里面不仅有四君子汤这个补气的祖方，而且还有山药薏仁米之类能增加局部肌肉组织弹性的药，通过补气利湿，双管齐下，可以慢慢恢复面部肌肉组织的常态，不会因为停药而故态复萌。不过药物是一方面，脾胃的毛病三分靠治，七分靠保养，如果不改变常食生冷，经常熬夜的恶习，恐怕再多的方法，再灵妙的方药也无济于事的。

中药调理方

四君子汤

功能主治：具有补气，益气健脾之功效。主治脾胃气虚证，面色萎黄，语声低微，气短乏力，食少便溏，舌淡苔白，脉虚数。临床常用于治疗慢性胃炎、消化性溃疡等属脾胃气虚者。

主要成分：人参、白术、茯苓、甘草。

参苓白术散

功能主治：具有补脾胃，益肺气的功效。用于脾胃虚弱，食少便溏，气短咳嗽，肢倦乏力。

主要成分：人参、茯苓、白术、山药、白扁豆、莲子、薏苡仁、砂仁、桔梗、甘草。

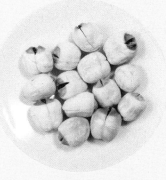

❖ 莲子能补五脏及十二经脉之气血，不温不燥，食之味甘；养心安神，治心虚或心肾不交所致的失眠、心悸等症；健脾止泻，治疗脾泄泻；补肾止遗，治遗精、尿频、白浊、带下等症。

2. 若要减肥，首先温阳

Q: 我一直在跟肥胖做斗争，可是总是减不下来，节食减肥和运动减肥都试过了，可是效果都不好，一停下来就反弹，这到底是为什么？

现代的女性都希望自己身材苗条，所以减肥成了当下最流行的话题之一。很多女孩，为了减肥放着眼前自己喜欢的美食却仅仅尝了一口，对很多是吃货的女性来说，简直太痛苦了。减肥药试了千千万，都知道要管住嘴迈开腿，可是偏偏事与愿违，体重不见减轻，反而喝了口凉水都发胖。这其中的问题在哪里呢？事实是若要减肥，首先要做的就是温阳，补阳气。

阴成形，阳化气，阳气是蒸腾作用的，布化四方，阴气则是无形到有形的这么一个凝结的过程。而导致堆积在很多女性腹部的

"游泳圈"，大腿上的赘肉，双下巴，毫无疑问是属于"阴"性的物质，而这些阴性物质的堆积正是阳气不足，不能布化凝结的产物。这些产物在中医学上有个专门的名词叫作：痰湿。中医学上的痰湿是广义的，不仅仅是咳嗽吐出来的才叫痰，而具体指的是人体水液代谢失常产生的有害废物。这些有害废物堆积在腹部就形成了"游泳圈"，摸上去肥满松弛，松松垮垮，正如《医门棒喝》中所说：体丰色白，皮嫩肌松，食啖虽多，每日痰涎，此阴盛阳衰之质。

痰湿如果堆积在呼吸道就会出现胸闷、咳嗽、痰多的现象。如果堆积在血管，那就容易导致动脉硬化。堆积在别处还有导致乳房肿块、痤疮、淋巴结肿大的毛病。甚至对一些肥胖的女性而言，想做妈妈不可得，造成不孕的假象，也正是痰湿瘀阻胞宫，不能受精所致。这些在西医上虽然有不同的区分，但是中医理论认为，其原因只有一个就是痰湿。由此可见，肥胖者并非正常的丰腴之态，而是水液代谢失常产生的痰湿充溢所致。现代著名中医前辈蒲辅周先生说过：能食而肌丰者，体强也。若食少而肥者，非强也，乃病痰也，肥人最怕按之如棉絮。可见这种肥胖就是痰湿堆积造成的，这就是为什么屡减不止，容易反弹的原因。

冰冻三尺非一日之寒，痰湿的堆积也不是一蹴而就的。很多女性由于饮食结构不合理，喜欢吃肥腻难以消化的食物，喜食冷饮，很少吃蔬菜，不吃粗粮，晚餐过于丰盛。"动能生阳"，运动能产生阳气，促进代谢废物的排出。可是，如今上下班以车代步，人体的运动量明显减少，很多工作的白领，从上班一直坐到下班，工作之余亦很少运动，这些生活方式的改变，影响体内废物的排泄，是形成痰湿的另一个原因。这些不合理的生活方式不断消磨人体的阳气，使得阳气衰减，脏腑的功能气化减弱，人体只能自保而分不出多余的阳气去排泄痰湿了。长此以往就会出现一系列身体的变化，比如身体经常沉重劳累，对着镜子看一看舌苔一定是厚腻的，大便不爽，经常很黏腻，有排不净的感觉，血液呈现高黏状态，内分泌紊乱，最后慢慢堆积下来的痰湿就导致上面讲的松松垮垮的各种肥胖。

既然知道了这种由于痰湿的堆积导致的肥胖，是阴盛阳衰型的结果，那么对付它主要从中药方剂、养生食疗以及改变错误的生活方式这 3 个方面着手。

去痰湿的方剂很多，有二陈汤、六君子汤、香砂六君子汤等，二陈汤是祛痰湿的祖方，是由半夏、陈皮、茯苓、炙甘草 4 味温热药组成，功能就是燥湿化痰。这些方剂的变化要么重于补气兼化痰湿，要么重化痰湿而兼补气。这个就需要在中医师的指导下来合理地使用。

食疗的方法很多效果也很好，这里介绍一个代茶饮，用乌龙茶、荷叶、山楂、泽泻这 4 味当泡茶饮用，有很好的祛痰湿的作用。这里的乌龙茶是一种发酵茶，能够有效抑制小肠对食物脂肪的吸收，民间都知道，吃了油腻的食物，喝点茶去刮油。荷叶能升发脾胃的清气。山楂有活血化瘀消积导滞的作用。泽泻一味早在 2000多年的《神农本草经》就有记载，有"泻水湿，久服能行水上"的

中药调理方

二陈汤

功能主治：为祛痰剂，具有燥湿化痰，理气和中之功效。

主要成分：半夏、陈皮、茯苓、炙甘草。

六君子汤

功能主治：具有益气健脾，燥湿化痰的功效。

主要成分：人参、白术、茯苓、甘草、陈皮、半夏。

香砂六君子汤

功能主治：益气健脾，行气化痰。

主要成分：人参、白术、茯苓、半夏、陈皮、广木香、砂仁、炙甘草。

作用，能行水上无疑是夸张的，不过也正是说明了有轻身、减轻体重的作用，而减轻体重的方式就是通过排泄人体的痰湿废物来实现的，因此，用在这里很契合。而人体的废物是通过大小便、出汗等多途径排出的，因此适当的体育锻炼是必须的，游泳与慢跑就是一个不错的推荐。另外保持心情的舒畅，"肝主疏泄"，心情的舒畅有利于肝的疏泄作用，使气血津液运行畅通，也有利于痰湿的排出。

3. 身体寒冷也是失眠的原因

Q: 最近时不时会失眠，而且会半夜惊醒，心跳加速，若是吃安眠药，就会影响第二天上班。这到底该怎么办呢？

"爱吃的女人衰老早，会睡的女人美到老"，这是著名女星奥黛丽·赫本的名言。奥黛丽·赫本的造型被后世的诸多女星效仿，是当之无愧的"女神"，天生丽质加上懂得睡眠保养，这才是女神的美丽秘诀。很多女性也都知道，睡眠不仅对健康重要，对自己的魅力更有加分，也都知道不能熬夜，要在子时（晚上 11 时）睡觉。但是却在床上辗转反侧不能入睡，没错，就是失眠了。

既然失眠那就看医生呗，看了西医，开了很多不同的安眠药，比如苯二氮䓬类药物、非苯二氮䓬类药物以及褪黑激素之类。西医的药物特点是起效快，吃了今晚就能入睡，但是最大的问题是不良反应太大，甚至很多当晚服用了安眠药物，早上起来头脑总是感觉不怎么清爽，虽然也是安睡了一晚，但是就是感到不得劲儿。

事实也是，比如苯二氮䓬类药物就容易导致精神损害，会发生记忆障碍，停药后剧烈反弹的副作用。而非苯二氮䓬类药物虽然副作用比苯二氮卓类药物小一些，但是长期服用也会上瘾，另外褪黑激素之类是模仿人体松果体制造的一种激素，具有催眠、镇静的作用，似乎不错，但是有研究表明，褪黑激素的使用会抑制人体内正常的褪黑激素的分泌，会导致抑郁，加重抑郁。

最近有个女孩找我来看失眠，说每晚只能睡 2～3 个小时，难以入睡，而且容易醒，就算外面有轻微的滴水声，也能立马惊醒，心脏蹦蹦地跳，只能用手捂住心口窝那儿，让心安稳下来。但是经常是一轮又一轮地难入睡，易惊醒的过程，简直要把人折磨疯了。

确实古人有"不觅仙方觅睡方"的说法。而这位小姑娘西医的安眠药吃了很多，导致脑袋每天懵懵懂懂的，白天也提不起精神，实在没办法，就想到找中医来碰碰运气。查过四诊，看过舌苔，用了一个桂枝甘草加龙骨牡蛎的方子。第二天，小姑娘又来了，说："医生你这个方子我问过人，不对症，这桂枝是热药，是让人兴奋的药，我这是要治失眠，怎么能用热药呢？"我说："这恰恰要用热药才能治你的失眠，你这个失眠是因为身体太过寒冷导致的失眠，当时问诊的时候就得知你常年手脚冰冷、宫寒，有痛经，痛经有血块，而且爱吃冷饮，看你的舌苔，舌苔白，上面

食物调理方

桂枝甘草龙骨牡蛎汤

功能主治：心悸怔忡，多梦失眠等症。

主要成分：桂枝、甘草、牡蛎、龙骨。

滑滑的，整个舌体胖大周围有齿痕，舌头的颜色也是淡淡的甚至都看不出血色。"种种迹象表明这是一个身体虚寒的人。而中医治疗失眠差不多有 2000 多年了，早在《黄帝内经》的时代就有了失眠的治疗方法，后世医家不断发展。

失眠又叫作"不寐"，而人怎样才会"不寐"，心是属火的，肾是属水的，如果火太旺了，人就没法睡，水太凉了人也是没法睡，只有火不燥烈，而是温暖如冬日阳光般可爱，水不是寒冷，而是如夏日泉水般清冽，人才有睡眠的可能。

那怎么办？中医的说法就是要心肾相交，心火下降与肾水相遇，这样火的温暖去抵消水的冰凉。若是身体太寒冷，水太冰凉了，火没有法子去温暖，自然不寐，这时候用兴奋的药而不是一味镇静的药去补火，使得阴阳平衡，创造一个能入睡的环境，自然人体会恢复常态，不寐也就不会发生了。这个正是身体寒冷没法入睡的机理所在。举个很简单的例子来说，在冬天如果脚冰凉容易入睡吗，是不是要脚热乎了才能安然入眠？为什么南方用热水袋，北方用汤壶都放在脚那里，因为脚上的涌泉穴是肾的原穴，元气深藏的穴位，去温暖涌泉穴也就是温暖了肾，也是人为地创造了一个心肾相交的环境。这也是为什么很多养生专家推荐睡前热水泡脚有益入睡的原因。

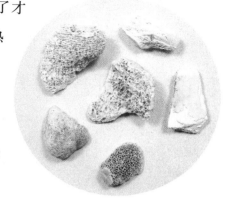

❖ 龙骨为古代哺乳动物如象类、犀牛类、三趾马等的骨骼的化石。具有安神，敛汗固精，止血涩肠，生肌敛疮的作用。

4. 便秘和腹泻，可能是阳虚惹的祸

Q: 最近这段时间，每天早上总是因为要腹泻而不得不早早起床，折腾得睡也睡不了，明明没有吃坏肚子，为什么会这样呢？

身体怕冷，四肢不暖，这在中医里叫阳虚，可以理解为阳虚是气虚的升级阶段。有的便秘和腹泻都是阳虚导致的。

有人要问，腹泻与便秘这两个貌似截然不同的症状怎么可能会有一个共同的原因呢？如果受寒导致腹泻，这样可以理解，但是便秘，难道受寒也会导致便秘吗？一个是来不及如厕就稀里哗啦，一个是任你努力挣扎我自岿然不动，这怎么会有可比性呢？

其实，中医有异病同治的理论，即虽然外在的症状不同，只要病机一致，就可以用同一种方法来解决。阳虚导致的腹泻与便秘都有一个关键的病机就是阳虚导致脾胃升降失常。例如年老体弱者的便秘多是因为阳气不足导致肠道蠕动能力减弱；有的人清晨经常腹泻，也是因为阳虚导致的体液外漏。

《黄帝内经》中有"升降出入，无物不有"的理论，意即人体每时每刻气机都在不停的运动当中，脾胃也是，脾胃运动的方式就是脾要升，胃要降。比如吃生萝卜和熟萝卜对脾与胃的应激反应是不同的，吃生萝卜会打嗝，吃熟萝卜会放屁，打嗝就是脾气得升的标志，放屁就是胃气能降的体现。再如患者在做完肠梗阻手术以后，医生最关心的就是肠道什么时候恢复功能，如果出现放屁，即通气了，则标志着手术真正的成功。

"胃气以下行为顺"，胃肠道的蠕动就是胃气下行的直观解释。回过头来看腹泻，若是体质阳虚，平时生冷的饮食吃多了，冰镇的饮料喝多了，慢慢就降低了胃肠道的温度，吃下去的冷物需要消化，为了把食物的温度提高到与体温接近，需要多耗费人体的阳气去温煦脾胃，久而久之，脾胃的阳气就严重不足了，"阳化气"，人体的阳气是起到推动作用的，是功能性的，脾胃的功能不足，不足以控制住肠道的内容物，所以包不住，只能到厕所去迫不及待地解决掉。

这时候，既然知道，腹泻的原因是寒邪导致的，那么就需要采用能提高胃肠道温度的药物，去人为恢复脾胃的阳气，让它能发挥

中药调理方

理中丸

功能主治：温中散寒，健胃。用于脾胃虚寒，呕吐泄泻，胸满腹痛，及消化不良。

主要成分：人参、干姜、甘草、白术。

腐熟水谷，运化精微的职责。这时候就可以用点理中丸之类的中成药来治疗。当代经方大师刘渡舟先生回忆，当年他在辽宁营口学医的时候，有次吃坏肚子了，一天拉了很多次，拉的都是些不消化的食物，似乎只要食物入口，不一会儿就要从另一个地方排出去，去给老师看了，开的就是理中丸，让他吃到肚子发热为止。果然，服用理中丸到肚子温暖，腹泻就自然地止住了。

那么阳虚导致便秘的机制又是什么呢？

便秘分为两种，一个是热秘，一个是冷秘。冷秘指的就是阳虚便秘。在阳虚便秘的条件下，虽然也是努力挣扎，依然少有便意，或即使有便意但是难以排出，便质必然不硬，就是肠道传送无力，实在无力挣出。此时脾胃的气机升降已经失常，胃气无力下行，脾气与胃气就像一个跷跷板，一个升，一个降，该降的不降，该升的也不升，脾气不足，自然无力挣出。

这儿的原因就是因为肠道中的阴寒太盛，恰如一块坚冰，固结在其中，阳气无法温通，整个肠道就像一潭阴寒的死水。这时就应该用大辛大热的药物，热以化寒，辛以温通，把坚冰打破，阳气通行，冷秘自然能除。此时的方药比如半硫丸，是半夏与硫黄，硫黄是火中之精，热量巨大无比，所以它也是一味能爆炸的火药。半夏辛辣非常，新鲜的半夏，如果舔一口，满嘴的都是辣味，可见辛味十足。只不过现今硫黄炮制不行，已经很少用了，临床上用得比较多的治疗冷秘的药有济川煎、大黄附子汤等等。总的原则就是用辛温化寒法。

需要一提的是，便秘是一个现象，有热秘与冷秘之分，外面很

中药调理方

半硫丸

功能主治：温肾逐寒，通阳开秘，泄浊祛痰，止泻，润大肠；除积冷，暖五脏，温脾胃，进饮食。

主要成分：半夏、硫黄。

济川煎

功能主治：具有温肾益精，润肠通便之功效。

主要成分：当归、牛膝、肉苁蓉、泽泻、升麻、枳壳。

多打着养生排毒通便旗号的保健品、药品等均不加辨证，通大便使用的是大黄芒硝之类，这些都是寒凉药，与冷秘的病机不符，吃下去只会加重病情，更加糟糕。若是冷秘，一定要谨慎选择，慎用寒凉通便药。

便秘的人还可以通过日常饮食和运动来改善症状。

一般便秘者要多吃香蕉，喝酸奶、蜂蜜，这样便秘的症状慢慢就会好转了，如果顽固性便秘，可以熬银耳莲子汤，如还是不能改观可吃些复方芦荟胶囊或麻仁润肠丸。忌酒、浓茶、辣椒、咖啡等食品。

要养成定时排便的习惯，可晨起饮用凉开水促进排便，避免抑制便意；平时多食用含纤维素多的食物和多饮水，避免久坐不动，多做放松性运动；调节好情绪和心理状态。

5. 血寒则凝生瘀血

Q: 痛经严重，喝了好多汤药也不管用，怎样治疗效果才会好呢？

在妇科的门诊上，来治疗月经不调、痛经的比例尤其高，其中有一种类型的痛经发作起来剧痛无比，每次来月经的时候都痛得死去活来，号啕大哭，恨不得跳楼一死了之的大有人在。这种类型的痛经虽然也是虚寒，经常手足冰冷，面目苍白，但是生姜、益母草、艾叶之类的汤药喝了不少，暖宝宝也贴了蛮多，效果却不是很好。这是因为，这种痛经比普通虚寒的病机更进了一个层次，血寒生瘀血了。

血液循环在脉中，运行不休，借此以调和五脏，洒陈六腑，营养四肢百骸。"血得温则行，遇寒则凝"，久而久之就形成了瘀血。

所谓"瘀血"者，即是形如一潭死水，是停滞瘀积之血，是丧失活力之血，因此古代文献又有"死血""蓄血""积血""衃血""离经败坏之血"等称谓。

《黄帝内经》上说，人体的气机是不断在变化的，所谓"升降出入，无处不有"，这时由于瘀血的阻滞，气机的升降往来皆受到阻碍，随之而来导致气机的不畅，犹如一个城市地下四通八达的下水管道不断地遭到瘀阻，最后就是城市泛滥，臭气熏天。对于人体来说，由于瘀血的阻滞加上气机的不畅，导致人体的水液代谢受到影响，就形成了痰。痰与淤相互交织，狼狈为奸，从而变生诸病。

由此可见，瘀血既是病理产物，又是一种致病因素，《素问·调经论》说："五藏之道，皆出于经隧，以行血气。血气不和，百病乃变化而生"。瘀血致病，在临床上有显著的特点和体征，主要表现为疼痛、出血、肿块、舌象这些方面。

疼痛是瘀血证的最主要症状，中医里面把疼痛分为胀痛、窜痛、刺痛。瘀血的痛就是明显的刺痛，或如刀割样疼痛。因为瘀血是有形实质，所以一般痛处固定不变，按之不会移动，女性的瘀血型痛经就是一例，具有痛处不移，肚脐两侧特别是左下侧用手按压有抵抗感，大多伴随压痛，腹部的肌肉具有明显紧张感的特征。

由于瘀血阻滞，往往使得血不能归经，不能循着正常的通道循环，泛溢于外，于是就发生了出血症状。出血与瘀血互为因果，如出血不止，血流溢于外则为败血，瘀血凝其脉络，血无从循其常道而行，势必导致血流不止。比如妇人经断不到 3 个月，结果下血淋漓不尽，怀疑是妊娠下血，结果是体内停有瘀血，导致血不归经的出血。如果这时一味地见血止血，不仅徒劳无益，而且会延误病情。正确的治法是：拔其瘀血，去瘀生新，不去止血而血自止。正合中医谚语中"见痰休治痰，见血休治血，能识其中意，方为医中杰"。大家在药房中经常见到的，源于《金匮要略》中专门治疗女性小腹瘀血症的桂枝茯苓丸的适用症候群有了更大的扩展，肝脾肿大、肝硬化，中医都认为同瘀血内积有关，所以对于子宫肌瘤、子宫息肉、卵巢囊肿等具有肿块性质的疾病，都可以从活血化瘀的角度来辨证治疗。

中药调理方

桂枝茯苓丸

功能主治：活血，化瘀，消癥。用于妇人宿有癥块，或血瘀经闭，行经腹痛，产后恶露不尽。

主要成分：赤芍、茯苓、桂枝、牡丹皮、桃仁。

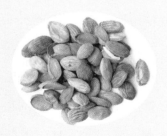

❖ 桃仁具有活血祛瘀，润肠通便，止咳平喘的功效。用于经闭痛经，癥瘕痞块，肺痈肠痈，跌扑损伤，肠燥便秘，咳嗽气喘。

从舌象来观察瘀血最为方便，瘀血证的舌面经常有一块块瘀血斑点，轻轻地翘起舌头，露出舌下静脉，就可以发现明显的两条黑色的粗大静脉，这就是瘀血的明证，只要有它，用活血化瘀的桂枝茯苓丸总是没错的。

另外，瘀血证也容易造成肌肤甲错，肌肤容易干燥，尤其是秋、冬两季最明显。这种干燥的皮肤，你轻轻一抓就有抓痕，皮肤上有很多皮屑，有的皮肤甚至像蛇皮一样，伸手一摸像触到了刺一样，就像久旱的田地整个龟裂开来，这样的皮肤就叫作甲错。这也是瘀血证的判定指标之一。

对于有些女性的痤疮、痘痘特别肿大，基本不会化脓，痘印很难消除，脸部的皮肤干燥，眼圈发黑，有黄褐斑，嘴唇呈暗红色，同时还伴有月经不调，经期有血块的症候，这时就不可以用一些临床上治疗痤疮的套方，清热解毒之类，而应该用化瘀的方法，用上点桂枝茯苓丸，不仅经期的血块得以消除，月经恢复准时，而且对这种颗粒肿大累累型的痤疮有出人意料的效果。

有些无从辨证的症状也多从血瘀来治，比如"胸口不能任物"。什么意思呢，就是胸口不能放一点东西，连毛巾都不行，放一点就睡不着。清代《医林改错》中就记载一个例子，说一位江西巡抚，夜间睡觉都是袒胸而睡，不能放一点东西，这种情况已经7年，这种怪病，结果是用化瘀之法5服药搞定。还有一个就是"食自胸右下"，吃东西时食物刚咽下就觉得是从胸右边下去，不是走正中间的食管，这种怪病也是用化瘀来治疗的。还有一些失眠、盗汗、严重口渴、心慌心悸等百药无效的病症也可以从化瘀来取得成功。这与中医理论中"怪病多淤"相一致。而且这些症状类似于西医上的神经官能症，与大脑、神经系统息息相关，所以化瘀的方法对于诊疗一些神经系统，情志方面的疾病有不可取代的地位。

　　治疗瘀血症的方药很多，如血府逐瘀汤、少腹逐瘀汤、桃仁承气汤等，药性都很猛烈，有些还要用到水蛭、虻虫之类的霸道药。对于女性来说，祛瘀的同时药性还蛮温和的首推桂枝茯苓丸。

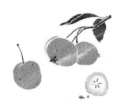

6. 寒邪积滞，易发肿瘤

K: 有人认为，肿瘤的产生多与放射性物质有关，其实从中医角度来讲，人体内若有寒邪积滞，也是容易发生肿瘤的。

现在肿瘤的发病率越来越高，早就成为一种慢性病。现代医学证实，大部分年龄在 75 周岁以上的老人死后经过尸体解剖，发现约有 48% 的人的体内都有一到两颗恶性肿瘤，而且有的甚至长得还很大。可见肿瘤是随着年龄的增长发病率越来越高的，而"人过四十，阳气自半"，随着年龄的增长，阳气逐渐消磨，阳气所主的脏腑功能的气化便慢慢不足，人体的气血津液得不到正常的输补，便成为病理产物，成为痰、瘀、湿，这些都是阴寒沉凝之品，积聚下来，就会为肿瘤的产生创造适宜的环境。

在中医学中，因为古文中没有肿瘤这个词，所以有关良性或恶性肿瘤的最早记载，则应属《难经》所说的"积聚"，后世渐有发展，有乳岩（乳腺癌）、石疽、石瘕的说法。古代医家对于肿瘤的发病成因有了细致的描述，在《黄帝内经·灵枢·百病始生》中指出，"积之始生，得寒乃生，厥乃成积也"。《杂病源流犀烛》中也说"积聚癥瘕，因寒而痰与血食凝结病也"。

清代著名医家王旭高明确提出："积聚之证，大抵寒多热少，虚多实少……气温则行，气寒则凝，运通其气，温通其血，为治积第一法。"著名专家孙秉严在总结30年的治癌经验中谈到："不论长江以北，还是长江以南的地方，不论沿海，还是内地，癌症中偏寒证最多，约占80%，由此证明确实体质属寒的人得肿瘤者居多。可见，肿瘤的最早产生就是因为阳气虚衰，体内的病理产物慢慢结成小块，然后逐渐长大成为一个影响人生命的东西。"

内经《素问·阴阳应象大论》中说"阳化气，阴成形"，就是说物质从有形通过气化作用蒸腾化为无形的这个过程叫作阳，从无形凝结成有形的过程叫作阴。因为人类生活在天地之中，人体自身就是一个小天地，用比类取象的思维去看，只有天寒地冻的时候才会有冰雹，通过这个朴素的现象，也可以得出癌症肿瘤的病因病机与阳虚寒邪凝滞有密切的关系。

比如子宫肌瘤的发生，虽然子宫肌瘤是一种良性的肿瘤，但是它的生长与子宫供血不足有密切的联系；寒凝气血，痛经的发生多与子宫供血不足有关，它们的背后都有一个共同的致病因素那就是寒。皮肤癌，中晚期流血不止，肉会一块块地烂掉，手足冰冷，这时候采用温阳的方法，加快微循环，带走病理产物，对缓解症状、延长生命有很大的作用。对于肿瘤这种顽症，用峻烈有毒之品以毒攻毒，常用的有雄黄、蟾蜍、斑蝥、乌头、附子、生南星等等，这些均是大辛大热的药物，对治疗肿瘤有确定的疗效，由此也可以反证出寒邪积聚导致肿瘤的这一特点。

大家在初中都学过《扁鹊见蔡桓公》这篇文章，其中就说明了"疾"慢慢由表入里侵蚀人体的过程。肌表皮毛腠理是人体的第一个卫外的屏障，寒邪袭肌腠是肿瘤发生的最早期的阶段，在这个阶段中寒邪仅仅是影响气血的运行。看到这些很多人可能会有疑问，难道一个简单的受凉伤风会导致肿瘤吗？一个简单的受凉伤风当然不会导致肿瘤，而对伤风受凉这类的"小病"不重视，听之任之，任由寒邪在体内的滋生发展，毫无疑问会大大增加肿瘤的发病概率。就如中医界有句俗语叫作"伤风不醒便为痨"，痨在古代是一种不治之症，有童子痨、干血痨之分，一个简单的伤风着凉不经处理，便有得痨病的可能。由此可见一斑。

寒邪进一步发展，进入经络脏腑之中，进而影响脏腑的气化功能，使得气血流行不畅，凝结在经络之中便会四肢寒冷麻木，活动受限，进入脏腑之中。因为心主血脉，脾主运化，肝主疏泄，肾主闭藏，肺主宣降，干扰了五脏的正常工作，特别是寒邪进入脾胃之中，因为脾胃主运化，是后天之本，吃下去的食物不经过脾胃的运化，便不能化为水谷精微，不能濡养全身，便是健康人也受不了，何况急需增加抵抗力的患者呢？人体的正气不充沛哪里来的力量去攻克癌瘤呢？而在临床上约有 75% 的化疗病人会出现寒气凝结在脾胃之中的状态，大便干结，腹部胀满，烦躁不安。正是因为寒气凝结，导致大肠的通降功能失常所致，运化不行，就像一个车轮慢慢生锈卡死，后天之本的这点火苗便慢慢熄灭，人就回天乏术了。

　　所以从发病原因来看，寒邪的积聚是重要原因之一，对于遏制肿瘤的发生是有实际意义的。对于每一个女性来说，正确严肃地对待寒邪，暖养自己的身体才是关键。

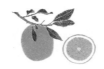

7. 常灸大椎穴，祛除风寒湿

Q: 身体若被风寒侵袭，有没有什么简单的方法祛除？

前面说到脖子是疾病首当其冲的"重灾区"，风寒湿邪由此而进入五脏六腑之中，那么我们逆向思考一下，风寒湿邪既然能入，那么反过来也能出，通过发汗和解表，使得深藏的邪气由此而发越出去，从而达到治愈疾病的目的。而脖子上的大椎穴就是祛风胜湿、通阳强壮的第一选择。

大椎穴的位置在第 7 颈椎与第 1 胸椎之间的间隙中，有个很简单的取穴方法，低头，颈部最隆突的就是第 7 颈椎突，用手摸一摸，下面有个微微的下陷处，这就是大椎穴。

大椎穴的位置很特殊，不仅在督脉上，而且与手足三阳经相互交会，督脉总督一身的阳气，而手足三阳经亦是阳气充足之经络，所以大椎穴就是阳中之阳的穴位，对治疗寒凉性的疾病毫无疑问是天然的首选。而对人体伤害最大的致病六淫之一的风邪，中医有"圣人避风如避矢石"的说法，因为风邪善行而数变，由风邪导致的疾病具有游走不定、变化无常、迅速多变的特点。比如常见的感冒即是感受风邪，还有皮肤科上面的风疹块、荨麻疹，经常当风就发，而且瘙痒剧烈，时发时止，以及女性特异性的水肿，如经期到来前后四肢的肿胀等等。这时候就可以利用大椎穴善治疗风邪的特异性，通过针刺或者艾灸来消肿止痛，对于风胜则痒的皮肤病则可以迅速止痒。

大椎穴祛风的同时对于湿邪也有很强的祛除作用。风邪、湿邪二者经常是结伴而行。水湿是由于脾胃不足，不能运化水气产生

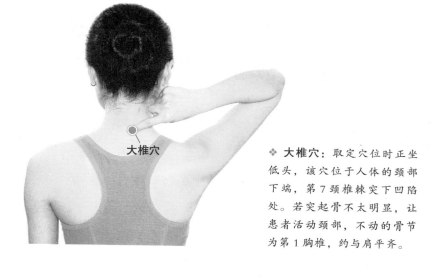

大椎穴

❖ **大椎穴**：取定穴位时正坐低头，该穴位于人体的颈部下端，第7颈椎棘突下凹陷处。若突起骨不太明显，让患者活动颈部，不动的骨节为第1胸椎，约与肩平齐。

的有害的代谢产物。女性的白带异常，经期前后的经行腹泻、小便不利、小便次数增多等等，均是湿邪为患。水湿之类属于阴邪，在很多虚寒体质的女性身上发病率尤高。因为大椎穴为阳中之阳的穴位，阳气充实则筋骨坚，阳气虚寒则筋脉拘挛，所以对于改善冷的体质有特别大的帮助，具有快速升阳的作用。而痛经的产生就是由于寒邪收引，导致肌肉痉挛的结果。故此，大椎穴有温经散寒，通络止痛的功效，临床上就可以拿来治疗痛经。

人的夭寿，在很大程度上取决于阳气的盛衰，长寿的人阳气没有不充足的，由于大椎穴能升补阳气，因此对于阳虚体质感染寒邪的治疗具有事半功倍的效果。大椎穴的强壮作用可以使得阳气快速充盈到躯干四肢百骸之中，使疲劳虚损的机体在短时间得到濡养，这也印证了现代医学研究中发现的大椎穴与启动激发机体免疫系统发挥免疫调节的作用。

下面介绍一种方便实用的方法来帮助大家祛除风寒湿——艾灸。艾灸是以艾叶或者艾绒为主要材料，点燃后在体表穴位或病变部位烧灼、温熨，以达到预防、保健和治疗疾病的目的的一种外治方法。在选用艾叶或艾绒时，以3年以上陈艾为好，既去了艾叶的火性，又增加温性，使热力更有渗透性。

艾叶是一味对女性特别好的中药材，本身也很常见，端午节家家门口挂着的就是新鲜的艾草。《名医别录》说："艾味苦，微温，无毒，主灸百病。"《景岳全书·本草正》指出："艾叶，能温通十二经……善于温中、逐冷、除湿，行血中之气，气中之滞。"在药店中有很多暖养女性的中成药也有艾草的成分在其中。可见，艾草，不仅可以内服温阳，外用的艾灸也可以对风寒湿邪为主的病症起到保健治疗的作用。

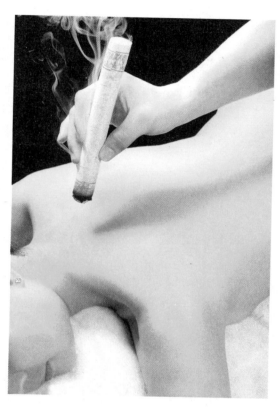

❖ 艾灸

艾灸的方法很简单，把艾柱点燃，对应着颈后的大椎穴，距皮肤 2 ~ 3 厘米为宜，进行熏烤，以身体感觉温暖不太烫且舒服为准，一般灸 15 ~ 20 分钟，至皮肤出现红晕为度，一天 1 ~ 2 次。艾灸完以后，用保暖棉质的衣物把颈后的大椎穴盖住，保暖避风，由于升阳强壮的特性，很多女性艾灸完会有口渴的现象，这时可以适当喝一点温开水。长此以往，通过艾灸来补充欠缺的火力，体内的风寒湿邪会慢慢被祛除。

8. 要想身体安，常灸足三里

K: 艾灸足三里可以治疗脾胃病，可以改善体质，可以提高抵抗力，预防疾病，甚至还可以美容养颜。

古代中医为人治病，往往"针药"并施，药即是汤药，针指的就是针灸。其中灸法简单易行，能够补助火力，对于虚寒一类的疾病效果特别好，所以有"治病用灸，如做饭用薪"之说。

人体有十二正经，十五大络，还有奇经八脉，每条经络上都有好多穴位，还有一些经外奇穴。这么多穴位，哪个穴位用处最广，效果最好呢？那就是足三里穴。

在民间俗语中流传着"长灸足三里，胜吃老母鸡"的说法，话虽然直白，但是却蕴含着朴实的养生保健的道理。

为什么叫足三里呢？很多人的解释是足三里这个穴位在小腿外

膝眼下三寸的地方，所以因此而得名。那真是小看古人的智慧了。唐代药王孙思邈的《千金翼方》里说过："凡穴位名不徒设，皆有深意。"一个看似寻常普通的名字却是历代医家体察天文、地理、人事，比类取象，经过岁月的考验而沿用至今的。所以足三里更深层的解释是：此穴可以治疗人体上、中、下三焦的疾病。前面已经多次说过，中医理论里面脾胃为后天之本，人呱呱坠地以来所依赖的就是脾胃的运化，补养的功能，所以历代先贤有"凡治病从脾胃中焦入手，万无一失""有胃气则生，无胃气则死"的告诫。而足三里位于足阳明胃经这条经络上，是胃经的"合"穴，指的是阳明经气犹如百川汇海一般汇入足三里。在五行的划分上属"土"，因此我们可以把它看成脾胃这个后天之本的后天之本。这么一来，重要性就立马看出来了。因为胃为水谷之海、气血生化之源，五脏六

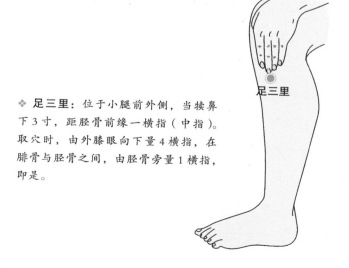

❖ 足三里：位于小腿前外侧，当犊鼻下3寸，距胫骨前缘一横指（中指）。取穴时，由外膝眼向下量4横指，在腓骨与胫骨之间，由胫骨旁量1横指，即是。

腑皆秉气于胃，通过足三里这个穴位就直接入手脾胃，能补气血，祛寒湿，调整脾胃功能，升清降浊。所以临床上用的极多，在针灸搭配中几乎足三里哪里都用到。

正如"三里膝眼下，三寸两筋间，能通心腹胀，擅治胃中寒，肠鸣并泄泻，腿肿膝胫酸，伤寒羸瘦损，气蛊疾诸般。"

具体说来，艾灸足三里可以治疗脾胃病，可以改善体质，可以提高抵抗力，预防疾病，甚至还可以美容养颜。因为足三里本身就在足阳明胃经上，所以艾灸足三里来治疗脾胃可说是最直接的。通过足三里来给脾胃加把火，对虚寒湿导致的经常性腹痛、腹胀、消化不良、不思饮食、大便泄泻不成形、水湿停滞型的肥胖、一圈圈的"游泳圈"、手脚冰凉、宫寒等一切虚寒证均有改善治疗的作用。

艾灸足三里，就像给人体喝了一我碗补中益气汤、玉屏风散一样，补助中气，中气旺盛，卫外有了力量，加固人体的防御，刺激免疫细胞的增殖，经常性感冒、流鼻涕自然慢慢离你而去。

爱美的女性，无时无刻不关注"面子问题"，但是生活压力大，环境污染严重，再好的护肤品也抵抗不了岁月的侵蚀，慢慢开始有了色斑、皱纹，面色也不像以前那么红润了，于是去寻找更好的护肤品，去掩盖。为什么不从内调理呢？《黄帝内经·素问》的《上古天真论》中说过："女子五七，阳明脉衰，面始焦，发始堕；六七，三阳脉衰于上，面皆焦，发始白。"可见，女性的"面子问题"与阳明经脉有密切联系。《医宗金鉴》有"面合阳明"的记载，也可以印证。面部开始走下坡路从足阳明经脉衰弱开始，那么就提示我们防微杜渐，可以补充阳明经的精气从而延缓衰老。足阳明胃经为水谷之海，艾灸足三里穴，直接给阳明经脉输送能量，使得胃气旺盛，气血充足，换来的不仅是一个红润的面色，还有整个身体的健康。

不过灸字从"久"，日久见功，体质的改善可不是一朝一夕就见效的，寒湿的祛除可不是十次、二十次的艾灸就完全可以的，这是一个缓慢的渐变的过程，需要有耐心。

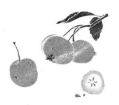

图书在版编目（CIP）数据

女人暖养就是养命 / 刘喜会著 . -- 长春：吉林科
学技术出版社，2017.1
　　ISBN 978-7-5578-1391-8

　　Ⅰ.①女… Ⅱ.①刘… Ⅲ.①女性 – 保健 – 基本知识
Ⅳ.① R173

中国版本图书馆 CIP 数据核字 (2016) 第 253555 号

女人暖养就是养命
NVREN NUANYANG JIUSHI YANGMING

著　　者　刘喜会

策　　划　紫图图书 ZITO®
监　　制　黄 利　万 夏
特约编辑　申蕾蕾　李佳倩
出 版 人　李 梁
责任编辑　孟 波　张 卓
开　　本　720mm×1000mm 1/16
字　　数　100 千字
印　　张　13.5
印　　数　20001—23000 册
版　　次　2017 年 1 月第 1 版
印　　次　2017 年 7 月第 3 次印刷

出　　版　吉林科学技术出版社
地　　址　长春市人民大街 4646 号
邮　　编　130021
网　　址　www.jlstp.net
印　　刷　北京中印联印务有限公司

书　　号　ISBN 978-7-5578-1391-8
定　　价　39.90 元

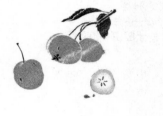